# 中藏经

中医必读经典读本丛书

古典医籍编辑部 主编

[汉]华佗 撰

全国百佳图书出版单位

中国中医药出版社

·北京·

U0273820

**图书在版编目（CIP）数据**

中藏经 /（汉）华佗撰 . —北京：中国中医药出版社，2022.8
（中医必读经典读本丛书）
ISBN 978-7-5132-7596-5

Ⅰ . ①中… Ⅱ . ①华… Ⅲ . ①《中藏经》 Ⅳ . ① R2-52

中国版本图书馆 CIP 数据核字（2022）第 090839 号

---

**中国中医药出版社出版**

北京经济技术开发区科创十三街 31 号院二区 8 号楼
邮政编码 100176
传真 010-64405721
保定市中画美凯印刷有限公司印刷
各地新华书店经销

开本 880×1230 1/32 印张 3.25 字数 60 千字
2022 年 8 月第 1 版 2022 年 8 月第 1 次印刷
书号 ISBN 978-7-5132-7596-5

定价 16.00 元
网址 www.cptcm.com

**服 务 热 线 010-64405510**
**购 书 热 线 010-89535836**
**维 权 打 假 010-64405753**

**微信服务号 zgzyycbs**
**微商城网址 https://kdt.im/LIdUGr**
**官方微博 http://e.weibo.com/cptcm**
**天猫旗舰店网址 https://zgzyycbs.tmall.com**

如有印装质量问题请与本社出版部联系（010-64405510）
版权专有 侵权必究

中医药学是中华民族文化宝库中之瑰宝，是中华民族文化基因的重要组成部分。其源远流长，传千载而不衰，统百世而未坠，发皇古今，历久弥新，熠熠生辉，不仅使中华民族生生不息，更是为人类文明做出了重要贡献。

中医典籍是众多名医先贤智慧的结晶，蕴含着博大精深的医学理论和临证经验。在中医学术传承中，中医典籍发挥了不可替代的关键作用。只有通达谙熟中医典籍，继承前人宝贵的学术成果，才能创新和发展。正如唐代王冰在《黄帝内经素问》序中所云："将升岱岳，非径奚为；欲诣扶桑，无舟莫适。"由此可见，古籍整理是读书治学的重要门径，如果不凭借古籍整理的手段，我们欲"见古人之心"，解中医典籍之秘是非常困难的，学术的传承可能因此而失去依托或发生断裂。鲁迅先生曾一针见血地指出："清代的考据家有人说过'明人好刻古书而古书亡'，因为他们妄行校改。"纵观当今中医古籍图书市场，泥沙俱下，鱼龙混杂。有径改而不出注者，有据明清医家著作补《黄帝内经素问》而不加注者，有不明句读而乱加标点者……变乱旧式，删改原文，实为刻书而"古书亡"的原因，这是水火兵虫以外古籍之大厄。为正本清源，传承中医文脉，全面提升中医素养和临床诊治疗效，我们在汲取古今中医古籍整理成果的基础上，广泛听取中医名家意见，深入调研，多次论证，充分酝酿，反复甄选，特此整理出版了《中医必读经典读本丛书》，希冀成为广大中医研习者必备的"经典读本"，使每一位读者朋友读有所本，思有所获，习有所进，学有所成。

本套丛书甄选的书目，多为历代医家所推崇，向被尊为必读经典之圭臬，具有全面的代表性、珍稀的版本价值、极高的学术价值和卓著的临床实用价值。由于中医古籍内容广博，年代久远，版本在漫长的历史流传中散佚、缺残、衍误等为古籍的研究整理带来很大困难。我们的整理原则遵循：忠于原书原貌，不妄加删改，精编精校，严谨求真，逢校有注，勘误有证。力求做到：版本精良，原文准确，校勘无误，注释精当。每书前撰有内容提要、整理说明，简要介绍该书的作者生平、成书背景、版本源流、学术成就、学术特点、指导意义以及整理方法，以启迪研习者的感悟。

纵观古今中医前贤大家，无不是谙熟中医经典，勤于体悟临证，才能成为发皇古义而立新论，发古人之未发而创新说者。回顾每一次对中医古籍的整理过程都是一次知识的叠加与升华。"问渠哪得清如许，为有源头活水来（朱熹《活水亭观书有感》）"，历经长期的积淀与洗礼，中医药学结构和体系更加完整与科学，中医药学发展的信心更加坚定。我们衷心地希望《中医必读经典读本丛书》的整理出版，能为传承中医经典，弘扬中华传统文化，为中医人才队伍的培养和成长，为中医药事业的创新与发展，为中华文明的积淀发挥积极的推动作用。

中国中医药出版社

二〇二二年六月

出版者的话

《中藏经》，又名《华氏中藏经》。题署汉·华佗撰。本书真伪考辨众说纷纭，或云出自六朝人手笔，或云系华佗弟子吴普、樊阿据华氏遗意辑录而成。

1.本次整理是以清嘉庆十三年（1808）太岁戊辰春平津馆孙氏刊本，即孙星衍刻本为底本（简称孙本）。

2.校勘以对校、本校为主，他校为辅。凡有错讹、脱漏、衍倒者，予以改正并出校勘记。

3.主要校本：元赵孟頫手写本（简称赵本）、清周锡瓒扫叶山房本（简称周本）、《古今医统正脉全书》（简称医统本）。

4.原书为繁体竖排，今改为简体横排并进行现代标点。原书异体字、古字、俗写字，以规范简体字径改不出校记。通假字、避讳字首见出校记。

5.底本漫漶不清处，以虚阙号□表示。

6.原书中表示文字前后方位的"右"，径改为"上"。

7.为便于检索，书后附有方剂索引。

8.本书整理中主要参考了李聪甫主编的《中藏经校注》。

# 重校《华氏中藏经》序

《华氏中藏经》，见郑樵《通志·艺文略》，为一卷。陈振孙《书录解题》同，云汉谯郡华佗元化撰。《宋史·艺文志》华氏作黄氏❶，盖误。今世传本有八卷，吴勉学刊在《古今医统》中。

余以乾隆丁未年入翰林，在都见赵文敏手写本。卷上，自第十篇性急❷则脉急已下起，至第二十九篇为一

---

❶ 黄氏：氏，原脱，据《宋史·艺文志》补。《宋志》云：《黄氏中藏经》一卷，灵宝洞主探微真人撰。《宋志》"黄"乃"华"之误。

❷ 急：原作"忌"，据本书《脉要论第十》改。

卷；卷下，自万应圆药方至末为一卷；失其中卷。审是真迹。后归张太史锦芳，其弟录稿赠余。又以嘉庆戊辰年乞假南归，在吴门见周氏所藏元人写本，亦称赵书，具有上、中、下三卷，而缺《论诊杂病必死候第四十八》及《察声色形证决死法第四十九》两篇。合前后二本，校勘明本，每篇脱落舛误凡有数百字，其方药名件、次序、分量，俱经后人改易，或有删去其方者。今以赵写两本为定。

此书文义古奥，似是六朝人所撰，非后世所能假托。考《隋书·经籍志》有《华佗观形察色并三部脉经》一卷，疑即是中卷《论诊杂病必死候》已下二篇，故不在赵写本中，未敢定之。邓处中之名不见书传，陈振孙亦云：自言为华佗外孙，称此书因梦得于石函，莫可考也。序末称甲寅秋九月序，古人亦无以干支纪岁不著岁字者，疑其序伪作。至一卷、三卷、八卷分合之异，则后人所改。赵写本旁注有高宗、孝宗庙讳，又称有库本、陆本异同，是依宋本手录。元代不避宋讳，而不更其字，可见古人审慎阙疑之意。

此书四库书既未录存，又两见赵写善本，急宜刊刻，以公同好。卷下万应圆等，皆以丸、散治疾，而无汤药。古人配合药物分量，按五脏五味，配以五行生成之数。今俗医任意增减，不识君、臣、佐、使，是以古人有不服药为中医之叹。要知外科丸、散，率用古方分量，故其效过于内科，此即古方不可增减之明证。余所得宋本医学书甚多，皆足证明人乱改古书之谬，惜无深通医理者与共证之。

嘉庆十三年太岁戊辰十月四日
孙星衍撰序于安德使署之平津馆

# 《华氏中藏经》序

应灵洞主探微真人少室山邓处中 撰

华先生讳佗，字元化，性好恬惔，喜味方书。多游名山幽洞，往往有所遇。一日，因酒息于公宜山古洞前，忽闻人论疗病之法，先生讶其异，潜逼洞窃听。须臾，有人云：华生在迩，术可付焉。复有一人曰：道生性贪，不悯生灵，安得付也？先生不觉愈骇，跃入洞，见二老人，衣木皮，顶草冠。先生躬趋左右而拜曰：适闻贤者论方术，遂乃忘归。况济人之道，素所好为，所恨者，未遇一法可以施验，徒自不足耳。愿贤者少察愚诚，乞与开悟，终身不负恩。首坐先生云：术亦不惜，恐异日与子为累。若无高下，无贫富，无贵贱，不务财贿，不惮劳苦，矜老恤幼为急，然后可脱子祸。先生再拜谢曰：贤圣之语，一一不敢忘，俱能从之。二老笑指东洞云：石床上有一书函，子自取之，速出吾居，勿示俗流，宜秘密之。先生时得书，回首已不见老人。先生慴怯离洞。忽然不见，云奔雨泻，石洞摧塌。既览其方，论多奇怪。从兹施试，效无不存神。先生未六旬，果为魏所戮，老人之言，预有斯验。余乃先生外孙也，因吊先生寝室，梦先生引余坐，语:《中藏经》真活人法也，子可取之，勿传非人。余觉，惊怖不定，遂讨先生旧物，获石函一具。开之，得书一帙，乃《中藏经》也。予性拙于用，复授次子思，因以志其实。

甲寅秋九月序

此序赵写本所无，似是后人伪作，姑附存之。

# 目录

## 卷　上

## 卷　中

## 卷　下

# 人法于天地论第一

人者，上禀天，下委地，阳以辅之，阴以佐之。天地顺则人气泰，天地逆则人气否。

是以天地有四时五行、寒暄动静。其变也，喜为雨，怒为风，结为霜，张为虹，此天地之常也。人有四肢五脏，呼吸寤寐。精气流散，行为荣，张为气，发为声，此人之常也。

阳施于形，阴慎于精，天地之同也。失其守则蒸而热发，否而寒生，结作瘿瘤，陷作痈疽，盛而为喘，减而为枯，彰于面部，见于形体。天地通塞，一如此矣。故五纬盈亏，星辰差忒，日月交蚀，彗孛飞走，乃天地之灾怪也；寒暄不时，则天地之蒸否也；土起石立，则天地之痈疽也；暴风疾雨，则天地之喘乏也；江河竭耗，则天地之枯焦也。鉴者决之以药，济之以针，化之以道，佐之以事。故形体有可救之病，天地有可去之灾。

人之危厄死生，禀于天地。阴之病也，来亦缓而去亦缓；阳之病也，来亦速而去亦速。阳生于热，热而舒缓；阴生于寒，寒则拳❶急。寒邪中于下，热邪中于上，饮食之邪中于中。

人之动止，本乎天地。知人者有验于天，知天者必有验于人。天合于人，人法于天。见天地逆从，则知人衰盛。人有百病，病有百候，候有百变，皆天地阴阳逆从而生。苟能穷究乎此，如其神耳！

## 阴阳大要调神论第二

天者阳之宗，地者阴之属；阳者生之本，阴者死之基。天地之间，阴阳辅佐者人也。得其阳者生，得其阴者死。阳中之阳为高真，阴中之阴为幽鬼。故钟于阳者长，钟于阴者短。

多热者阳之主，多寒者阴之根。阳务其上，阴务其下；阳行也速，阴行也缓；阳之体轻，阴之体重，阴阳平，则天地和而人气宁；阴阳逆，则天地否而人气厥。故天地得其阳则炎炽，得其阴则寒凛。

阳始于子前，末于午后；阴始于午后，末于子前。阴阳盛衰，各在其时，更始更末，无有休息。人能从之亦智

---

❶ 拳：通"蜷"。《颜氏家训·勉学》："手不得拳，膝不得屈。"后同。

也。《金匮》曰：秋首养阳，春首养阴。阳勿外闭，阴勿外侵。火出于木，水生于金，水火通济，上下相寻。人能循此，永不湮沉，此之谓也。

呜呼！凡愚岂知是理？举止失宜，自致其罹。外以风寒暑湿，内以饥饱劳役为败。欺残正体，消亡正神；缚绊其身，死生告陈。

殊不知脉有五死，气有五生。阴家脉重，阳家脉轻。阳病阴脉则不永，阴病阳脉则不成。阳候多语，阴症无声。多语者易济，无声者难荣。阳病则旦静，阴病则夜宁。阴阳运动，得时而行。阳虚则暮乱，阴虚则朝争。朝暮交错，其气厥横。

死生致理，阴阳中明。阴气下而不上曰断络，阳气上而不下曰绝经。阴中之邪曰浊，阳中之邪曰清。火来坎户，水到离扃。阴阳相应，方乃和平。

阴不足则济之以水母，阳不足则助之以火精。阴阳济等，各有攀陵，上通三寸，曰阳之神路；下通三寸，曰阴之鬼程。阴常宜损，阳常宜盈。居之中者，阴阳匀停。

是以阳中之阳，天仙赐号；阴中之阴，下鬼持名。顺阴者多消灭，顺阳者多长生。逢斯妙趣，无所不灵。

## 生成论第三

阴阳者，天地之枢机；五行者，阴阳之终始。非阴阳则不能为天地，非五行则不能为阴阳。故人者，成于天地，败于阴阳也，由五行逆从而生焉。

天地有阴阳五行，人有血脉五脏。五行者，金、木、水、火、土也；五脏者，肺、肝、心、肾、脾也。金生水，水生木，木生火，火生土，土生金，则生成之道，循环无穷；肺生肾，肾生肝，肝生心，心生脾，脾生肺，上下荣养，无有休息。

故《金匮》《至真要论》云：心生血，血为肉之母；脾生肉，肉为血之舍；肺属气，气为骨之基；肾应骨，骨为筋之本；肝系筋，筋为血之源。五脏五行，相成相生，昼夜流转，无有始终。从之则吉，逆之则凶。

天地阴阳五行之道，中含于人。人得者可以出阴阳之数，夺天地之机，悦五行之要，无终无始，神仙不死矣。

## 阳厥论第四

骤风暴热，云物飞扬；晨晦暮晴，夜炎昼冷；应寒不寒，当雨不雨；水竭土壤，时岁大旱；草木枯悴，江河乏涸。此天地之阳厥也。

暴壅塞，忽喘促，四肢不收，二腑不利，耳聋目盲，咽干口焦，舌生疮，鼻流清涕，颊赤心烦，头昏脑重，双睛似火，一身如烧，素不能者乍能，素不欲者乍欲，登高歌笑，弃衣奔走，狂言妄语，不辨亲疏，发躁无度，饮水不休，胸膈膨胀，腹与胁满闷，背疽肉烂，烦溃消中，食不入胃，水不穿肠，骤肿暴满，叫呼昏冒，不省人事，疼痛不知去处。此人之阳厥也。

阳厥之脉，举按有力者生，绝者死。

## 阴厥论第五

飞霜走雹，朝昏暮霭；云雨飘摇，风露寒冷；当热不热，未寒而寒；时气霖霪，泉生田野；山摧地裂，土坏河溢，月晦日昏。此天地之阴厥也。

暴哑卒寒，一身拘急，四肢拳挛，唇青面黑，目直口噤，心腹满痛，头颔摇鼓，腰脚沉重，语言謇涩，上吐下泻，左右不仁，大小便活，吞吐酸渌，悲忧惨戚，喜怒无常者，此人之阴厥也。

阴厥之脉，举指弱，按指大者生，举按俱绝者死。一身悉冷，额汗自出者亦死。阴厥之病，过三日勿治。

## 阴阳否格论第六

阳气上而不下曰否，阴气下而不上亦曰否。阳气下而不上曰格，阴气上而不下亦曰格。否格者，谓阴阳不相从也。

阳奔于上则燔脾肺，生其疽❶也，其色黄赤，皆起于

---

❶ 疽：原作"疽"，据医统本改。下文"疽"同。

阳极也。阴走于下则冰肾肝，生其厥也，其色青黑，皆发于阴极也。疸为黄疸也，厥为寒厥也，由阴阳否格不通而生焉。阳燔则治以水，阴厥则助以火，乃阴阳相济之道耳。

## 寒热论第七

人之寒热往来者，其病何也？此乃阴阳相胜也。阳不足则先寒后热，阴不足则先热后寒。又上盛则发热，下盛则发寒。皮寒而燥者，阳不足；皮热而燥者，阴不足；皮寒而寒者，阴盛也；皮热而热者，阳盛也。

发热 ❶ 于下，则阴中之阳邪也；发热于上，则阳中之阳邪也。寒起于上，则阳中之阴邪也；寒起于下，则阴中之阴邪也。寒而颊赤多言者，阳中之阴邪也；热而面青多言者，阴中之阳邪也；寒而面青多言者，阴中之阴邪也。若不言者，不可治也。

阴中之阴中者，一生九死；阳中之阳中者，九生一死。阴病难治，阳病易医。诊其脉候，数在上，则阳中之阳也；数在下，则阴中之阳也。迟在上，则阳中之阴也；迟在下，则阴中之阴也。数在中，则中热；迟在中，则中寒。寒用热取，热以寒攻。逆顺之法，从乎天地，本乎阴阳也。

---

❶ 发热：周本作"热发"，当乙正。

天地者，人之父母也；阴阳者，人之根本也。未有不从天地阴阳者也。从者生，逆者死。寒之又寒者死❶，热之又热者生。《金匮大要论》云：夜发寒者从，夜发热者逆。昼发热者从，昼发寒者逆。从逆之兆，亦在乎审明。

## 虚实大要论第八

病有脏虚脏实，腑虚腑实，上虚上实，下虚下实，状各不同，宜深消息。

肠鸣气走，足冷手寒，食不入胃，吐逆无时，皮毛憔悴，肌肉皱皴，耳目昏塞，语声破散，行步喘促，精神不收。此五脏之虚也。诊其脉，举指而活，按之而微，看在何部，以断其脏也。又，按之沉、小、弱、微、短、涩、软、濡，俱为脏虚也。虚则补益，治之常情耳。

饮食过多，大小便难，胸膈满闷，肢节疼痛，身体沉重，头目昏眩，唇舌肿胀，咽喉闭塞，肠中气急，皮肉不仁，暴生喘乏，偶作寒热，疮疽并起，悲喜时来，或自痿弱，或自高强，气不舒畅，血不流通，此脏之实也。诊其脉，举按俱盛者，实也。又，长、浮、数、疾、洪、紧、弦、大，俱曰实也。看在何经，而断其脏也。

头疼目赤，皮热骨寒，手足舒缓，血气壅塞，丹瘤更生，咽喉肿痛，轻按之痛，重按之快，食饮如故，曰腑实

---

❶ 者死：二字原脱，据文例补。

也。诊其脉，浮而实大者是也。

皮肤搔痒，肌肉膜胀，食饮不化，大便滑而不止。诊其脉，轻手按之得滑，重手按之得平，此乃腑虚也。看在何经，而正其时也。

胸膈痞满，头目碎痛，食饮不下，脑项昏重，咽喉不利，涕唾稠黏。诊其脉，左右寸口沉结实大者，上实也。

颊赤心忪，举动颤栗，语声嘶嗄，唇焦口干，喘乏无力，面少颜色，颐颔肿满。诊其左右寸脉弱而微者，上虚也。

大小便难，饮食如故，腰脚沉重，脐腹疼痛，诊其左右手脉，尺中脉伏而涩者，下实也。

大小便难，饮食进退，腰脚沉重，如坐水中，行步艰难，气上奔冲，梦寐危险。诊其左右尺中脉滑而涩者，下虚也。病人脉微、涩、短、小，俱属下虚也。

## 上下不宁论第九

脾病者，上下不宁，何谓也？脾上有心之母，下有肺之子。心者，血也，属阴；肺者，气也，属阳。脾病则上母不宁，母不宁则为阴不足也。阴不足则发热。

又，脾病则下子不宁，子不宁则为阳不足也。阳不足则发寒。脾病则血气俱不宁，血气俱不宁则寒热往来，无有休息，故脾如疟也。

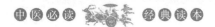

谓脾者，土也；心者，火也；肺者，金也。火生土，土生金，故曰上有心母，下有肺子，脾居其中，病则如斯耳。他脏上下，皆法于此也。

## 脉要论第十

脉者，乃气血之先也。气血盛则脉盛，气血衰则脉衰；气血热则脉数，气血寒则脉迟；气血微则脉弱，气血平则脉缓。又，长人脉长，短人脉短；<small>赵写本起性急则脉急。</small>性急则脉急，性缓则脉缓。反此者逆，顺此者从也。

又，诸数为热，诸迟为寒，诸紧为痛，诸浮为风，诸滑为虚，诸伏为聚，诸长为实，诸短为虚。

又，短、涩、沉、迟、伏皆属阴，数、滑、长、浮、紧皆属阳。阴得阴者从，阳得阳者顺，违之者逆。

阴阳消息，以经而处之。假令数在左手，得之浮者，热入小肠；得之沉者，热入于心。余皆仿此。

## 五色<small>一作绝</small>脉论第十一

面青，无右关脉者，脾绝也；面赤，无右寸脉者，肺绝也；面白，无左关脉者，肝绝也；面黄，无左尺脉者，肾绝也；面黑，无左寸脉者，心绝也。五绝者死。

夫五绝当时即死，非其时则半岁死。然五色虽见，而五脉不见，即非病者矣。

## 脉病外内证决论第十二

病风人，脉紧❶、数、浮、沉，有汗出不止，呼吸有声者死；不然则生。

病气人，一身悉肿，四肢不收，喘无时，厥逆不温❷，脉候沉小者死；浮大者生。

病劳人，脱肛，骨肉相失，声散，呕血，阳事不禁，梦寐交侵，呼吸不相从，昼凉夜热者死；吐脓血者亦死；其脉不数，有根蒂者，及颊不赤者生。

病肠澼者，下脓血，病人脉急，皮热，食不入，腹胀目瞪者死；或一身厥冷，脉沉细而不生者亦死；食如故，脉沉浮有力而不绝者生。

病热人，四肢厥，脉弱，不欲见人，食不入，利下不止者死；食入，四肢温，脉大，语狂，无睡者生。

病寒人，狂言不寐，身冷，脉数，喘息目直者死；脉有力而不喘者生。

阳病人，此篇精神颠倒以上赵写本亦缺。精神颠倒，寐而不醒，言语失次，脉候沉浮有力者生；无力及食不入胃，下利不定者死。

久病人，脉大身瘦，食不充肠，言如不病，坐卧困顿

❶ 紧：原作"肾"，据医统本改。
❷ 温：原作"湿"，据周本、医统本改。形近致误。

者死；若饮食进退，脉小而有力，言语轻嘶，额无黑气，大便结涩者生。

大凡阳病阴证，阴病阳证，身瘦脉大，肥人脉衰，上下交变，阴阳颠倒，冷热相乘，皆属不吉。从者生，逆者死。治疗之法，宜深消息。

## 生死要论第十三

凡不病而五行绝者死，不病而性变者死，不病而暴语妄者死，不病而暴不语者死，不病而暴喘促者死，不病而暴强厥—作中者死，不病而暴目盲者死，不病而暴耳聋者死，不病而暴痿缓者死，不病而暴肿满者死，不病而暴大小便结者死，不病而暴无脉者死，不病而暴昏冒如醉者死。

此皆内气先尽—作绝。故也。逆者即死，顺者二年，无有生者也。

## 病有灾怪论第十四

病有灾怪，何谓也？病者应寒而反热，应热而反寒，应吐而不吐，应泻而不泻，应汗而不汗，应语而不语，应寐而不寐，应水而不水，皆属灾怪也。此乃五脏之气不相随从而致之矣。四逆者不治。四逆者，谓主客运气俱不得时也。

## 水法有六论第十五

病起于六腑者，阳之系也。阳之发也，或上或下，或内或外，或畜在中。行之极也，有能歌笑者，有能悲泣者；有能奔走者，有能呻吟者；有自委曲者，有自高贤者；有寤而不寐者，有寐而不寤者；有能食而不便利者，有不能食而便自利者；有能言而声清者，有不能言而声昧者。状各不同，皆生六腑也。

喜其通者，因以通之；喜其塞者，因以塞之；喜其水者，以水济之；喜其冰者，以冰助之。病者之乐，慎❶勿违背，亦不可强抑之也。如此从顺，则十生其十，百生其百，疾无不愈矣。

## 火法有五论第十六

病起于五脏者，皆阴之属也。其发也，或偏枯，或痿躄，或外寒而内热，或外热而内寒，或心腹膨胀，或手足拳挛，或口眼不正，或皮肤不仁，或行步艰难，或身体强硬，或吐泻不息，或疼痛不宁，或暴无语，或久无音，绵绵默默，状若死人。如斯之候，备出于阴。

阴之盛也，阳必不足；阳之盛也，阴必不盈。故前论云：阳不足则助之以火精，阴不足则济之以水母者是也。

---

❶ 慎：原作"孝宗庙讳"小字注，今恢复本字。后同。

故喜其汗者汗之，喜其温者温之，喜其热者热之，喜其火者火之，喜其汤者汤之。温热汤火，亦在其宜，慎勿强之。如是则万全其万。

水火之法，真阴阳也。治救之道，当详明矣。

# 风中有五生死论第十七

风中有五者：谓肝、心、脾、肺、肾也。五脏之中，其言生死，状各不同。

心风之状：一作候。汗自出而好偃，仰卧不可转侧，言语狂妄。若唇正赤者生，宜于心俞灸之；若唇面或青或黄，或白或黑，其色不定，眼瞤动不休者，心绝也，不可救，过五六日即死耳。

肝风之状：青色围目连额上，但坐不得倨偻者可治；若喘而目直视，唇面俱青者死。肝风宜于肝俞灸之。

脾风之❶状：一身通黄，腹大而满，不嗜食，四肢不收持。若手足未青而面黄者可治，不然即死。脾风宜于脾俞灸之。

肾风之状：但踞坐，而腰脚重痛也。视其胁下，未生黄点者可治，不然即死矣。肾风宜灸肾俞穴也。

肺风之状：胸中气满，冒昧，汗出，鼻不闻香臭，喘而不得卧者可治；若失血及妄语者不可治，七八日死。肺

---

❶ 之：原脱，据周本补。与文例合。

风宜于肺俞灸之。

凡诊其脉，滑而散者风也。缓而大，浮而紧，一作虚。软而弱，皆属风也。

中风之病，鼻下赤黑相兼，吐沫而身直者，七日死也。

又，中风之病，口噤筋急，脉迟者生，脉急而数者死。

又，心脾俱中风，则舌强不能言也；肝肾俱中风，则手足不遂也。

风之厥，皆由于四时不从之气，故为病焉。有瘾疹者，有偏枯者，有失音者，有历节者，有癫厥者，有疼痛者，有聋瞽者，有疮癞者，有胀满者，有喘乏者，有赤白者，有青黑者，有瘙痒者，有狂妄者，皆起于风也。

其脉浮虚者，自虚而得之；实大者，自实而得之；弦紧者，汗出而得之；喘乏者，饮酒而得之；癫厥者，自劳而得之；手足不遂❶者，言语謇涩者，房中而得之；瘾疹者，自痹—作卑。湿而得之；历节疼痛者，因醉犯房而得之；聋瞽疮癞者，自五味饮食冒犯禁忌而得之。千端万状，莫离于五脏六腑而生矣。所使之候，配以此耳。

---

❶ 遂：原作"中"，据文义改。

## 积聚癥瘕杂虫论第十八

积聚癥瘕杂虫者，皆五脏六腑真气失而邪气并，遂乃生焉。

久之不除也，或积或聚，或癥或瘕，或变为虫，其状各异。有能害人者，有不能害人者，有为病缓者，有为病速者，有疼者，有痒者，有生头足者，有如杯[1]块者，势类不同。盖因内外相感，真邪相犯，气血熏抟，交合而成也。

积者系于脏也，聚者系于腑也，癥者系于气也，瘕者系于血也，虫者乃血气食物相感而化也。

故积有五，聚有六，癥有十二，瘕有八，虫有九，其名各不同也。积有心、肝、脾、肺、肾之五名也；聚有大肠、小肠、胆、胃、膀胱、三焦之六名也；癥有劳、气、冷、热、虚、实、风、湿、食、药、思、忧之十二名也；瘕有青、黄、燥、血、脂、狐、蛇、鳖之八名也；虫有伏、蛇、白、肉、肺、胃、赤、弱、蛲之九名也。

为病之说，出于诸论；治疗之法，皆具于后。

## 劳伤论第十九

劳者，劳于神气也；伤者，伤于形容也。

---

❶ 杯：赵本作“抔”。

饥饱无度则伤脾，思虑过度则伤心，色欲过度则伤肾，起居过常则伤肝，喜怒悲愁过度则伤肺。

又，风寒暑湿则伤于外，饥饱劳役则败于内。昼感之则病荣，夜感之则病卫。荣卫经行，内外交运，而各从其昼夜也。

劳于一，一起为二，二传于三，三通于四，四干于五，五复犯一。一至于五，邪乃深藏，真气自失，使人肌肉消，神气弱，饮食减，行步艰难。及其如此，虽司命亦不能生也。

故《调神气论》曰：调神气，慎酒色，节起居，省思虑，薄滋味者，长生之大端也。

诊其脉，甚数、一作数甚，余下仿此。甚急、甚细、甚弱、甚微、甚涩、甚滑、甚短、甚长、甚浮、甚沉、甚紧、甚弦、甚洪、甚实，皆生于劳伤。

## 传尸论第二十

传尸者，非一门相染而成也。人之血气衰弱，脏腑虚羸，中于鬼气，因感其邪，遂成其疾也。

其候：或咳嗽不已，或胸膈妨❶闷，或肢体疼痛，或肌肤消瘦，或饮食不入，或吐利不定，或吐脓血，或嗜水浆，或好歌咏，或爱悲愁，或癫风一作狂。发歇，或便溺

❶ 妨：医统本作"胀"。义胜。

艰难。

或因酒食而遇，或因风雨而来，或问病吊丧而得，或朝走暮游而逢，或因气聚，或因血行，或露卧于田野，或偶会于园林。钟此病死之气，染而为疾，故曰传尸也。治疗之方，备于篇末。

## 论五脏六腑虚实寒热生死逆顺之法第二十一

夫人有五脏六腑、虚实寒热、生死逆顺，皆见于形证脉气。若非诊察，无由识也。

虚则补之，实则泻之，寒则温之，热则凉之，不虚不实，以经调之，此乃良医之大法也。其于脉证，具如篇末。

## 论肝脏虚实寒热生死逆顺脉证之法第二十二

肝者，与胆为表里，足厥阴、少阳是其经也。王于春，春乃万物之始生，其气嫩而软，虚而宽，故其脉弦。软不可发汗，弱则不可下。弦长曰平，反此曰病。

脉虚而弦，是谓太过，病在外。太过则令人善忘，忽忽眩冒。虚而微，是谓不及，病在内。不及则令人胸痛，引两胁胀满。

大凡肝实则引两胁下痛引小腹，令人本无此五字。喜怒；虚则如人将捕之；其气逆，则头痛、耳聋、颊赤。一作肿。

其脉沉之而急，浮之亦然，主胁肋一作支。满，小便难，头痛目眩。其脉急甚，恶言；微急，气在胸胁下；缓甚，呕逆；微缓，水痹；大甚，内痈吐血；微大，筋痹；小甚，多饮；微大，本作小。消瘅；本作痹。滑甚，㿉疝；微滑，遗溺；涩甚，流饮；微涩，疭挛变也。本无此二字。

又，肝之积气在胁，久不去❶，发为咳逆，或为痎疟也。虚则梦花草茸茸，实则梦山林茂盛。肝之病，旦喜，一作慧。晚甚，夜静。肝病则头痛，胁痛，本无此二字。目眩，肢满，囊缩，小便不通，一作利。十日死。

又，身热恶寒，四肢不举，其脉当弦长而急，反短而涩，乃金克木也，十死不治。

又，肝中寒，则两臂痛不能举，舌本燥，多太息，胸中痛，不能转侧，其脉左关上迟而涩者是也。

肝中热，则喘满而多怒，目疼，腹胀满，不嗜食，所作不定，睡中惊悸，眼赤视不明，其脉左关阴实者是也。

肝虚冷，则胁下坚痛，目盲，臂痛，发寒热如疟状，不欲食，妇人则月水不来而气急，其脉左关上沉而弱者是也。

## 论胆虚实寒热生死逆顺脉证之法第二十三

胆者，中正之腑也，号曰将军，决断出焉，言能喜怒

---

❶ 去：原脱，据医统本补。

刚柔也。与肝为表里，足少阳是其经也。

虚则伤寒，寒则恐畏，头眩不能独卧；实则伤热，热则惊悸，精神不守，卧起不宁。

又，玄水发，则其根在于胆，先从头面起，肿至足也。

又，肝咳久不已，则传邪入于胆，呕清苦汁也。

又，胆病则喜太息，口苦，呕清汁，一作宿汁。心中澹澹恐，如人将捕之，咽中介介然数唾。

又，胆胀则舌一作胁下痛，口苦，太息也。邪气客于胆，则梦斗讼。其脉诊在左手关上，浮而得之者，是其部也。

胆实热，则精神不守。

又，胆热则多唾，胆冷则无眠。

又，左关上脉阳微者，胆虚也；阳数者，胆实也；阳虚者，胆绝也。

## 论心脏虚实寒热生死逆顺脉证之法第二十四

心者，五脏之尊号，帝王之称也。与小肠为表里，神之所舍。又主于血，属于火，王于夏，手少阴是其经也。

凡夏脉钩，来盛去衰，故曰钩。反此者病。来盛去亦盛，此为太过，病在外；来衰去盛，此为不及，病在内。太过则令人身热而骨痛，口疮，舌焦，引水；不及则令人烦躁，<sub>一作心。</sub>上为咳唾，下为气泄。其脉来累累如连珠，如循琅玕，曰平。脉来累累，<sub>一本无此四字，却作喘喘。</sub>连属，其中微曲，曰病。来前曲后倨，如操带钩，曰死。

又，思虑过多则怵惕，怵惕伤心，心伤则神失，神失则恐惧。

又，真心痛，手足寒，过节五寸，则旦得夕死，夕得旦死。

又，心有水气则痹，气滞身肿，不得卧，烦而躁，其阴肿也。

又，心中风则翕翕<sub>一作吸。</sub>发热，不能行立，心中饥而不能食，食则吐呕。

夏，心王。左手寸口脉洪，浮大而散，曰平，反此则病。若沉而滑者，水来克火，十死不治；弦而长者，木来归子，其病自愈；缓而大者，土来入火，为微邪相干，无所害。

又，心病则胸中痛，四<sub>一作胁。</sub>肢满胀，肩背臂膊皆痛。虚则多惊悸，惕惕然无眠，胸腹及腰背引痛，喜<sub>一作善。</sub>悲，时眩仆。心积气久不去，则苦忧烦，心中痛。实则喜笑不息，梦火发。心气盛，则梦喜笑及恐畏。邪气客于心，则梦山丘烟火。心胀，则心烦短气，夜卧不宁。心腹痛，懊恼，肿，气来往上下行，痛有时休作，心腹中热，喜水，涎出，是蛕蛟<sub>蛕，恐是蛔（蚘）字；蛟，恐是咬字。</sub>

心也。心病则日中慧，夜半甚，平旦静。

又，左手寸口脉大甚，则手内热赤，一作服。肿太甚，则胸中满而烦，澹澹，面赤，目黄也。

又，心病则先心痛，而咳嗽不止，关膈一作格。不通，身重不已，三日死。心虚则畏人，瞑目欲眠，精神不倚，魂魄妄乱。

心脉沉小而紧，浮主气喘。若❶心下气坚实不下，喜咽干❷，手热，烦满，多忘，太息，此得之思虑太过也。其脉急❸甚则发狂笑，微缓则吐血，太甚则喉闭，一作痹。微大则心痛引背、善泪出，小甚则哕，微小则笑、消瘅；一作痹。滑甚则为渴，微滑则心疝引脐，腹一作肠。鸣，涩甚则瘖不能言，微涩则血溢、手足厥、耳鸣、癫疾。

又，心脉搏坚而长，主舌强不能语；一作言。软而散，当惕怯不食也。

又，急甚则心疝，脐下有病形，烦闷少气，大热上煎。

又，心病狂言，汗出如珠，身厥冷，其脉当浮而大，反沉濡而滑，其❹色当赤，今反黑者，水克火，十死不治。

❶ 若：医统本作"苦"。
❷ 干：周本作"唾"。
❸ 急：医统本作"缓"。
❹ 其：原作"甚"，据医统本改。

又，心之积，沉之而空空然，时上下往来无常处，病胸满，悸，腰腹中热，颊<sub>一作面赤</sub>，咽干，心烦，掌中热，甚则呕血，夏差<sub>本作春差</sub>。冬甚。宜急疗之，止于旬日也。

又，赤黑色入口必死也，面黄目赤者亦<sub>一作不死</sub>，赤如衃血亦死。

又，忧恚思虑太过，心气内索，其色反和而盛者，不出十日死。扁鹊曰：心绝则一日死。色见凶多，而人虽健敏，名为行尸，一岁之中，祸必至矣。

又，其人语声前宽而后急，后声不接前声，其声浊恶，其口不正，冒昧喜笑，此风入心也。

又，心伤则心坏，为水所乘，身体手足不遂，骨节解，舒缓不自由，下利无休息，此疾急宜治之，不过十日而亡也。

又，笑不待呻而复忧，此水乘火也。阴系于阳，阴起阳伏，伏则生热，热则生狂，冒昧妄乱，言语错误，不可采问，<sub>一作闻</sub>。心已损矣。扁鹊曰：其人唇口赤即可治，青黑即死。

又，心疟则先烦<sub>一作颤</sub>。而后渴，翕翕发热也，其脉浮紧而大者是也。心气实，则小便不利，腹满，身热而重，温温欲吐，吐而不出，喘息急，不安卧，其脉左寸口与人迎皆实大者是也。

心虚则恐惧多惊，忧思不乐，胸腹中苦痛，言语战栗，恶寒，恍惚，面赤目黄，喜衄血，诊其脉，左、右寸口两虚而微者是也。

## 论小肠虚实寒热生死逆顺脉证之法第二十五

小肠者，受盛之腑也，与心为表里，手太阳是其经也。

心与一本无此二字。小肠绝者，六日死。绝则发直如麻，汗出不已，不得屈伸者是也。

又，心咳本作病。久不已，本无此二字。则传小肠，小肠咳，则气咳俱出也。

小肠实则伤热，热则口生疮。虚则寒生，寒则泄脓血，或泄黑水。其根在小肠也。

又，小肠寒则下肿重，有热久不出，则渐生痔疾。有积则当暮发热，明旦而止也。病气发则令人腰下重，食则窘迫而便难，是其候也。

小肠胀则小腹䐜胀，引腹而痛也。

厥邪入小肠，则梦聚井邑中，或咽痛颔肿，不可回首，肩如杖，一作拔。脚如折也。

又，黄帝曰：心者，主也，神之舍也，其脏周密而不伤。伤则神去，神去则身亡矣。故人心多不病，病即死，不可治也。惟小肠受病多矣。

又，左手寸口阳绝者，无小肠脉也，六日死。病脐痹，小腹中有疝瘕也。左手寸口脉实大者，小肠实也。有热邪则小便赤涩。

又，实热则口生疮，身热去来，心中烦满，体重。

又，小肠主于舌之官也，和则能言，而机关利健，善别其味也。虚则左手寸口脉浮而微软弱，不禁按，病为惊狂无所守，下空空然，不能语者是也。

## 论脾脏虚实寒热生死逆顺脉证之法第二十六

脾者，土也，谏议之官，主意与智，消磨五谷，寄在其中，养于四旁，王于四季，正王长夏，与胃为表里，足太阴是其经也。

扁鹊曰：脾病则面色萎黄。实则舌强直，不嗜食，呕逆，四肢缓；虚则精不胜，元气乏，失溺不能自持。其脉来似水之流，曰太过，病在外；其脉来如鸟之距，曰不及，病在内。太过，则令人四肢沉重，语言謇涩；不及，令人中满不食，乏力，手足缓弱不遂。涎引口中，一作出。四肢肿胀，溏泻一作泄。不时，梦中饮食。

脾脉来而和柔，去似鸡距践地，曰平。脉来实而满，稍数，如鸡举足，曰病。又如鸟一作雀。之啄，如鸟之距，如屋之漏，曰死。

中风则翕翕发热，状若醉人，腹中烦满，皮肉瞤瞤，短气者是也。

王时，其脉阿阿然缓，曰平；反弦急者，肝来克脾，真鬼相遇，大凶之兆；反微涩而短者，肺来乘脾，不治而自愈；反沉而滑者，肾来从脾，亦为不妨；反浮而洪，心来生脾，不为疾耳。

脾病，面黄，体重，失便，目直视，唇反张，手足爪甲青，四肢逆，吐食，百筋疼痛不能举，其脉当浮大而缓。今反弦急，其色当黄而反青，此十死不治也。

又，脾病其色黄，饮食不消，心腹胀满，身体重，肢节痛，大便硬，小便不利，其脉微缓而长者，可治。

脾气虚则大便滑，小便利，汗出不止，五液注下为五色。注，利下也。此四字疑是注文。

又，积聚❶，久不愈，则四肢不收，黄疸，饮食不为肌肤，气满胀而喘不定也。

又，脾实则时梦筑垣墙、盖屋，脾盛则梦歌乐，虚则梦饮食不足。厥邪客于脾，则梦大泽丘陵，风雨坏屋。

脾胀则善哕，四肢急，体重，不食，善噫。

脾病则日昳慧，平旦甚，日中持，下晡静。

脉急甚则瘛疭；微急则胸膈中不利，食入而还出。脉缓甚❷则痿厥；微缓则风痿，四肢不收。大甚则击仆；微

❶ 聚：原阙，据赵本补。
❷ 甚：原作"盛"，据医统本改。

大则痹，疝气，裹❶大脓血在胃肠之外。小甚则寒热作；微小则消瘅。滑甚则癫疝；微滑则虫毒，肠鸣，中热。涩甚则肠癞；微涩则内溃，下脓血。

脾脉之至也，大而虚，则有积气在腹中，有厥气，名曰厥疝。女子同法，得之四肢汗出当风也。

脾绝，则十日死。又脐出一作凸者，亦死。唇焦枯，无纹理而青黑者，脾先绝也。

脾病，面黄目赤者，可治；青黑色入口，则半岁死；色如枳实者，一一作半。月死。吉凶休否，一作咎。皆见其色出于部分也。

又，口噤唇黑，四肢重如山，不能自收持，大小便利无休歇，食饮不入，七日死。

又，唇虽痿黄，语声啭啭者可治。

脾病疟气久不去，腹中痛鸣，徐徐热汗出，其人本意宽缓，今忽反常而嗔怒，正言而鼻笑，不能答人者，此不过一月，祸必至矣。

又，脾中寒热，则皆使人腹中痛，不下食。

又，脾病则舌强语涩，转筋卵缩，牵阴股，引髀痛，身重，不思食，鼓胀，变则水泄不能卧者，死不治也。

脾正热，则面黄目赤，季胁痛满也。寒则吐涎沫而不

---

❶ 裹：原作"里"，据赵本、医统本改。形近致误。

食，四肢痛，滑泄不已，手足厥，甚则颤栗如疟也。

临病之时，要在明证详脉，然后投汤丸，求其痊损耳。

## 论胃虚实寒热生死逆顺脉证之法第二十七

胃者，腑也，又名水谷之海，与脾为表里。胃者，人之根本也，胃气壮则五脏六腑皆壮，足阳明是其经也。

胃气绝则五日死。实则中胀便难，肢节疼痛，不下食，呕吐不已；虚则肠鸣胀满，引水，滑泄；寒则腹中痛，不能食冷物；热则面赤如醉人，四肢不收持，不得安卧，语狂，目乱，便硬者是也。病甚则腹胁胀满，吐逆不入食，当心痛，上下不通，恶闻食臭，嫌人语，振寒，喜伸欠。

胃中热则唇黑，热甚则登高而歌，弃衣而走，癫狂不定，汗出额上，衄䘐不止。虚极则四肢肿满，胸中短气，谷不化，中消也。

胃中风，则溏泄不已。胃不足，则多饥不消食。病人鼻下平，则胃中病，渴者不可治。一本无上十三字，作微燥而渴者，可治。

胃脉搏坚而长，其色黄赤者，当病折腰，一作髀。其脉软而散者，病食痹。

右❶关上脉浮而大者，虚也；浮而短涩者，实也；浮而微滑者，亦实❷也；浮而迟者，寒也；浮而数者，实❸也。虚实寒热生死之法，察而端谨，则成神妙也。

## 论肺脏虚实寒热生死逆顺脉证之法第二十八

肺者，魄之舍，生气之源。号为上将军，乃五脏之华盖也。外养皮毛，内荣肠胃，与大肠为表里，手太阴是其经也。

肺气通于鼻，和则能知香臭矣。有寒则善咳，本作有病则喜咳。实则鼻流清涕。凡虚实寒热，则皆使人喘嗽。实则梦刀兵恐惧，肩息，胸中满；虚则寒生，一作热。咳一作喘。息，利下，少气力，多悲感。

王于秋，其脉浮而毛，曰平。

又，浮而短涩者，肺脉也。其脉来毛而中央坚，两头一作旁。虚，曰太过，病在外；其脉来毛而微，曰不及，病在内。太过则令人气逆，胸满，背痛；不及则令人喘呼而咳，一作嗽。上气，见血，下闻病音。

又，肺脉厌厌聂聂，如落榆荚，曰平；来不上不下，如循鸡羽，曰病。来如物之浮，如风吹鸟背上毛者死。

真肺脉至，大而虚，又如以毛羽中人皮肤，其色赤，

---

❶ 右：原作"左"，据赵本改。
❷ 实：原作"虚"，据医统本改。
❸ 实：医统本作"热"。

其毛折者死。

又，微毛曰平，毛多曰病。毛而弦者曰春病，弦甚曰即病。

又，肺病吐衄血，皮热、脉数、颊赤者，死也。

又，久咳而见血，身热而短气，脉当涩今反浮大，色当白今反赤者，火克金，十死不治也。肺病喘咳，身但寒无热，脉迟微者，可治。

秋王于肺，其脉当浮涩而短，曰平。而反洪大而长，是火刑金，亦不可治。又，得软而滑者，肾来乘肺，不治自愈。反浮大而缓者，是脾来生肺，不治而差。反弦而长者，是肺被肝从❶，为微邪，虽病不妨。

虚则不能息，耳重，嗌干，喘咳上气，胸背痛。有积则胁下胀满。

中风则口燥而喘，身运而重，汗出而冒闷。其脉按之虚弱如葱叶，下无根者死。

中热则唾血。其脉细、紧、浮、数、芤、滑，皆失血病。此由燥❷扰、嗔怒、劳伤得之，气壅结所为也。

肺胀则其人喘咳而目如脱，其脉浮大者是也。

又，肺痿则吐涎沫而咽干。欲饮者为愈，不饮则未差。

---

❶ 从：疑"乘"之误。
❷ 燥：通"躁"。赵本作"躁"。

又，咳而遗溺者，上虚不能制下也。其脉沉浊者，病在内；浮清者，病在外。

肺死则鼻孔开而黑枯，喘而目直视也。

又，肺绝则十二日死，其状足满、泻痢不觉出也，面白目青者，此谓乱经。此虽天命，亦不可治❶。

又，饮酒当风，中于肺，则咳嗽喘闷。见血者，不可治；无血者，可治；面黄目白者，可治。肺病颊赤者死。

又，言音喘急、短气、好唾，一作睡。此为真鬼相害，十死十，百死百，大逆之兆也。

又，阳气上而不降，燔于肺，肺自结邪，胀满，喘急，狂言，瞑目，非常所说而口鼻张，大小便头俱胀，饮水无度，此因热伤于肺，肺化为血，不可治，则半岁死。

又，肺疟使人心寒，寒甚则发热，寒热往来，休作不定，多惊，咳喘，如有所见者是也。其脉浮而紧，又滑而数，又迟涩而小，皆为肺疟之脉也。

又，其人素声清而雄者，暴不响亮而拖气用力，言语难出，视不转睛，虽未为病，其人不久。

又，肺病，实则上气喘急，咳嗽，身热，脉大也。虚则乏力、喘促、右胁胀、语言气短一作促。者是也。

又，乍寒乍热，鼻塞，颐赤，面白，皆肺病之候也。

---

❶ 治：赵本作"活"。

## 论大肠虚实寒热生死逆顺脉证之法第二十九

大肠者，肺之腑也，为传送之司，号监仓之官。肺病久不已，则传入大肠。手阳明是其经也。

寒则泄，热则结，绝则泄利无度，利绝而死也。热极则便血。

又，风中大肠则下血。

又，实热则胀满而大便不通，虚寒则滑泄不定。

大肠乍虚乍实，乍来乍去。寒则溏泄，热则垢重，有积物则寒栗而发热，有如疟状也。

积冷不去则当脐而痛，不能久立，痛已则泄白物是也。

虚则喜满，喘咳而喉咽中如核妨矣。

## 论肾脏虚实寒热生死逆顺脉证之法第三十

肾者，精神之舍，性命之根，外通于耳，男以闭—作库。精，女以包血，与膀胱为表里，足少阴、太阳❶是其经也。肾气绝，则不尽其天命而死也。

王于冬。其脉沉濡曰平，反此者病。其脉弹石，名曰太过，病在外；其去如数者，为不及，病在内。太过则令人解㑊，脊痛而少气；本作令人体瘠而少气不欲言。不及则令人心悬如饥，眇中清，脊中痛，少肠腹满，小便滑，本云心如悬，少腹痛，小便滑。变赤黄色也。

又，肾脉来喘喘累累如钩，按之而坚，曰平。又，来如引葛，按之益坚，曰病；来如转索，辟辟如弹石，曰死。又，肾脉但石，无胃气亦死。

---

❶ 太阳：周本无此二字。疑衍。

肾有水则腹大脐肿，腰重痛，不得溺，阴下湿如牛鼻头汗出，是为逆寒。大便难，其面反瘦也。

肾病，手足逆冷，面赤目黄，小便不禁，骨节烦痛，小腹结痛，气上冲心，脉当沉细而滑，今反浮大而缓，其色当黑，其今反者，是土来克水，为大逆，十死不治也。

又，肾病面色黑，其气虚弱，翕翕少气，两耳若聋，精自出，饮食少，小便清，膝下冷，其脉沉滑而迟，为可治。

又，冬脉沉濡而滑曰平，反浮涩而短，肺来乘肾，虽病易治。反弦细而长者，肝来乘肾，不治自愈。反浮大而洪，心来乘肾，不为害。

肾病，腹大胫肿，喘咳，身重，寝汗出，憎风。虚则胸中痛，大腹小腹痛，清厥，意不乐也。

阴邪入肾则骨痛，腰上引项脊❶背疼，此皆举重用力及遇房汗出，当风浴水，或久立则伤肾也。

又，其脉急甚则肾痿瘕❷疾；微急则沉厥，奔豚，足不收。缓甚则折脊；微缓则洞泄，食不化，入咽还出。大甚则阴痿；微大则石水起脐下至小腹，其肿，埵埵然而上至胃脘者，死不治。小甚则洞泄；微小则消瘅。滑甚则癃癫；微滑则骨痿，坐弗能起，目视见花。涩甚则大壅塞，

---

❶ 脊：原作"瘠"，据医统本改。
❷ 瘕：疑"癫"之误。《脉经》卷三《肾膀胱部》有"骨痿癫疾"可证。

微涩则不月，疾痔。

又，其脉之至也，上坚而大，有积❶气在阴中及腹内，名曰肾痹，得之因浴冷水而卧。脉来沉而大坚，浮而紧，苦手足骨肿，厥，阴痿不起，腰背疼，小腹肿，心下水气，时胀满而洞泄，此皆浴水中，身未干而合房得之也。

虚则梦舟溺人，得其时，梦伏水中，若有所畏。盛实则梦腰脊离解不相属，厥邪客于肾，则梦临深投水中。

肾胀则腹痛满引背，怏怏❷然，腰痹痛。肾病，夜半慧❸，四季甚，下晡静。

肾生病则口热舌干，咽肿，上气，嗌干及心烦而痛，黄疸，肠澼，痿厥，腰脊背急痛，嗜卧，足下热而痛，胕酸；病久不已则腿筋痛，小便闭而两胁胀，支满，目盲者死。

肾之积，苦腰脊相引而疼，饥见饱减，此肾中寒结在脐下也。诸积大法，其脉来细软而附骨者是也。

又，面黑目白，肾已内伤，八日死。又，阴缩，小便不出，出而不快者，亦死。又，其色青黄，连耳左右，其人年三十许，百日死。若偏在一边，一月❹死。

实则烦闷，脐下重；热则口舌干焦而小便涩黄；寒则

---

❶ 积：原作"脓"，据医统本改。
❷ 怏怏：原作"怏怏"，据医统本、《灵枢·胀论》改。怏怏，闷闷困苦貌。
❸ 慧：原作"患"，据医统本改。
❹ 月：周本作"日"

阴中与腰脊俱疼，面黑耳干，哕而不食，或呕血者是也。

又，喉中鸣，坐而喘咳，唾血出，亦为肾虚寒，气欲绝也。

寒热虚实既明，详细调救，即十可十全之道也。

## 论膀胱虚实寒热生死逆顺脉证之法第三十一

膀胱者，津液之腑，与肾为表里，号曰水曹掾，又名玉海，足太阳是其经也。总通于五腑，所以五腑有疾，即应膀胱；膀胱有疾，即应胞囊也。

伤热则小便不利；热入膀胱，则其气急，而苦小便黄涩也；膀胱寒则小便数而清也。

又，石水发，则其根在膀胱，四肢瘦小，其腹胀大者是也。

又，膀胱咳久不已则传入三焦，肠❶满而不欲饮食也。然上焦主心肺之病，人有热则食不入胃；寒则精神不守，泄利不止，语声不出也；实则上绝于心，气不行也；虚则引起气之❷于肺也。其三焦之气和，则五脏六腑皆和，逆则皆逆。

膀胱中有厥阴气，则梦行不快；满胀则小便不下，脐下重闷或肩痛也。

❶ 肠：周本作"腹"。义胜。
❷ 之：周本作"乏"。可参。

绝则三日死，死时鸡鸣也。

其三焦之论，备云于后。

## 论三焦虚实寒热生死逆顺脉证之法第三十二

三焦者，人之三元之气也，号曰中清之府，总领五脏六腑、荣卫经络、内外左右上下之气也。三焦通则内外左右上下皆通也。其于周身灌体，和内调外，荣左养右，导上宣下，莫大于此也。

又名玉海、水道。上则曰三管，中则名霍乱，下则曰走哺。名虽三而归一，有其名而无形者也，亦号曰孤独之府。而卫出于上，荣出于中。上者，络脉之系也；中者，经络之系也；下者，水道之系也，亦又属膀胱之宗始。主通阴阳，调虚实。呼吸有病，则苦腹胀气满，小腹坚，溺而不得，便而窘迫也。溢则作水，留则为胀。足太阳是其经也。

又，上焦实热，则额汗出而身无汗，能食而气不利，舌干口焦咽闭之类，腹胀，时时胁肋痛也。寒则不入食，吐酸水，胸背引痛，嗌干，津不纳也。实则食已还出，膨膨然不乐；虚则不能制下，遗便溺而头面肿也。

中焦实热，则上下不通，腹胀而喘咳，下气不上 ❶，上气不下，关格而不通也。寒则下痢不止，食饮不消而中满

---

❶ 上：原作"止"，据周本及文例改。

也；虚则腹鸣鼓胀也。

下焦实热，则小便不通而大便难，苦重痛也；虚寒则大小便泄下而不止。

三焦之气，和则内外和，逆则内外逆。故云：三焦者，人之三元之气也，宜修养矣。

## 论痹第三十三

痹者，风寒暑湿之气中于人脏腑之为也。入腑则病浅易治，入脏则病深难治。而有风痹，有寒痹，有湿痹，有热痹，有气痹，而又有筋、骨、血、肉、气之五痹也。

大凡风寒暑湿之邪，入于肝则名筋痹，入于肾则名骨痹，入于心则名血痹，入于脾则名肉痹，入于肺则名气痹。感病则同，其治乃异。

痹者，闭也，五脏六腑，感于邪气，乱于真气，闭而不仁，故曰痹。

病或痛或痒、或淋❶、或急，或缓而不能收持，或拳而不能舒张，或行立艰难，或言语謇涩，或半身不遂，或四肢蜷缩，或口眼偏邪，或手足软侧，或能行步而不能言语，或能言语或❷不能行步，或左偏枯，或右壅滞，或上不通于下，或下不通于上，或大腑闭塞，一作小便秘涩。或

❶ 淋：周本作"麻"。可参。
❷ 或：周本、医统本作"而"。

左右手疼痛，或得疾而即死，或感邪而未亡，或喘满而不寐，或昏冒而不醒。种种诸症，皆出于痹也。

痹者，风寒暑湿之气中于人则使之然也。其于脉候形证、治疗之法，亦各不同焉。

## 论气痹第三十四

气痹者，愁忧思喜怒过多，则气结于上，久而不消则伤肺，肺伤则生气渐衰，则邪气愈胜。

留于上，则胸腹痹而不能食；注于下，则腰脚重而不能行；攻于左，则左不遂；冲于右，则右不仁；贯于舌，则不能言；遗于肠中，则不能溺；壅而不散，则痛；流而不聚，则麻。

真经既损，难以医治。邪气不胜，易为痊愈。其脉，右手寸口沉而迟涩者是也。宜节忧思以养气，慎—作绝。喜怒以全真，此最为良法也。

## 论血痹第三十五

血痹者，饮酒过多，怀热太盛，或寒折于经络，或湿犯于荣卫，因而血抟，遂成其咎，故使人血不能荣于外，气不能养于内，内外已失，渐渐消削。

左先枯，则右不能举；右先枯，则左不能伸；上先枯，则上不能制于下；下先枯，则下不能克于上；中先枯，则不能通疏。百证千状，皆失血也。其脉，左手寸口

脉结而不流利，或如断绝者是也。

## 论肉痹第三十六

肉痹者，饮食不节，膏粱肥美之所为也。脾者，肉之本，脾气已失则肉不荣，肉不荣则肌肤不滑泽，肌肉不滑泽则腠理疏，则风寒暑湿之邪易为入，故久不治则为肉痹也。

肉痹之状，其先能食而不能充悦，四肢缓而不收持者是也。其右关脉举按皆无力，而往来涩者是也。宜节饮食以调其脏，常起居以安其脾，然后依经补泻，以求其愈尔。

## 论筋痹第三十七

筋痹者，由怒叫无时，行步奔急，淫邪伤肝，肝失其气，因而寒热所客，久而不去，流入筋会，则使人筋急而不能行步舒缓也，故曰筋痹。

宜活血以补肝，温气以养肾，然后服饵汤丸。治得其宜，即疾瘳已，不然则害人矣。其脉，左关中弦急而数，浮沉有力者是也。

## 论骨痹第三十八

骨痹者，乃嗜欲不节伤于肾也。

肾气内消，则不能关禁；不能关禁，则中上俱乱；中上俱乱，则三焦之气痞而不通；三焦痞而饮食不糟粕；饮食不糟粕，则精气日衰；精气日衰，则邪气妄入，邪气妄入，则上冲心舌；上冲心舌，则为不语；中犯脾胃，则为不充；下流腰膝，则为不遂；旁攻四肢，则为不仁。

寒在中则脉迟，热在中则脉数，风在中则脉浮，湿在中则脉濡，虚在中则脉滑。

其证不一，要在详明。治疗之法，列于后章。

## 论治中风偏枯之法第三十九

人病中风偏枯，其脉数而面干黑鼜，手足不遂，语言謇涩，治之奈何？在上则吐之，在中则泻之，在下则补之，在外则发之，在内则温之、按之、熨之也。

吐，谓吐出其涎也；泻，谓通其塞也；补，谓益其不足也；发，谓发其汗也；温，谓驱其湿也；按，谓散其气也；熨，谓助其阳也。

治之各合其宜，安可一揆在求其本？

脉浮则发之，脉滑则吐之，脉伏而涩则泻之，脉紧则温之，脉迟则熨之，脉闭则按之。要察其可否，故不可一揆而治者也。

## 论五疗状候第四十

五疗者，皆由喜怒忧思、冲寒冒热、恣饮醇酒、多嗜甘肥毒鱼醋酱、色欲过度之所为也。畜其毒邪，浸渍脏腑，久不撅散，始变为疔。

其名有五：一曰白疔，二曰赤疔，三曰黄疔，四曰黑疔，五曰青疔。

白疔者，起于右鼻下，初起如粟米，根赤头白。或顽麻，或痛痒，使人憎寒、头重，状若伤寒。不欲食，胸膈闷满。喘促昏冒者死，未者可治。此疾不过五日，祸必至矣，宜急治之。

赤疔在舌下，根头俱赤。发痛，舌本硬，不能言，多惊，烦闷，恍惚，多渴，引—作饮。水不休，小便不通。发狂者死，未者可治。此疾不过七日，祸必至也，不可治矣。大人、小儿皆能患也。

黄疔者，起于唇齿龈边，其色黄，中有黄水。发则令人多—作能。食而还—作复。出，手足麻木，涎出不止，腹胀而烦。多睡不寐❶者死，未者可治。

黑疔者，起于耳前，状如瘢痕，其色黑，长减不定。使人牙关急，腰脊脚膝不仁，不然即痛。亦不出三岁，祸必至矣，不可治也。此由肾气渐绝故也，宜慎欲事。

青疔者，起于目下，始如瘤瘕，其色青，硬如石。使人目昏昏然无所见，多恐，悸惕，睡不安宁。久不已则令人目盲或脱精。有此则不出一年，祸必至矣。

---

❶ 寐：周本作"瘖"。

白疔者，其根在肺；赤疔者，其根在心；黄疔者，其根在脾；黑疔者，其根在肾；青疔者，其根在肝。五疔之候，一作疾。最为巨疾，一作病。不可不察也。治疗之法，一一如左。陆本有方八道在此后，印本无之，今附下卷之末。

## 论痈疽疮肿第四十一

夫痈疽疮肿之所作也，皆五脏六腑畜毒不流则生本作皆有。矣，非独因荣卫壅塞而发者也。

其行也有处，其主也有归。假令发于喉舌者，心之毒也；发于皮毛者，肺之毒也❶，发于肌肉者，脾之毒也；发于骨髓者，肾之毒也。阙肝毒。发于下者，阴中之毒也；发于上者，阳中之毒也；发于外者，六腑之毒也；发于内者，五脏之毒也。

故内曰坏，外曰溃，上曰从，下曰逆。发于上者得之速，发于下者得之缓，感于六腑则易治，感于五脏则难瘥也。

又，近骨者多冷，近虚者多热。近骨者，久不愈则化血成蛊；近虚者，久不愈则传气成漏。成蛊则多痒而少痛，或先痒后痛；成漏则多痛而少痒，或不痛，或不痒。内虚外实者，多痒而少痛；外虚内实者，多痛而少痒。血不止者则多死，脓疾溃者则多生。或吐逆无度，饮食不

---

❶ 肺之毒也：此四字原脱，据医统本补。

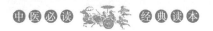

时，皆痛疽之使然也。

种候万一，一作多。端要凭详。治疗之法，列在后篇。

## 论脚弱状候不同第四十二

人之病脚气与气脚之为异，何也？谓人之喜怒忧思、寒热邪毒之气，自内而注于脚，则名气脚也；风寒暑湿邪毒之气，从外而入于脚膝，渐传于内，则名脚气也。然内外皆以邪夺正，故使人病形颇相类例。其于治疗，亦有上下先后也。故分别其目。若一揆而不察其由，则无理致其瘳也。

夫喜怒忧思、寒热邪毒之气，流于肢节，或注于脚膝，其状类诸风、历节、偏枯、痛肿之证，但入于脚膝，则谓之气脚也。若从外而入于足，从足而入脏者，乃谓之脚气也。

气脚者，先治内而次治外；脚气者，先治外而次治内。实者利之，虚者益之。

又，人之病脚气多者何也？谓人之心、肺二经起于手，脾、肾、肝三经起于足。手则清邪中之，足则浊邪中之。人身之苦者，手足耳，而足则最重艰苦，故风寒暑湿之气多中于足，以此脚气之病多也。然而得之病者，从渐而生疾，但始萌而不悟，悟亦不晓。医家不为脚气，将为别疾。治疗不明，因循至大。身居危地，本从微起，浸成巨候，流入脏腑，伤于四肢、头项、腹背也，而疾未甚，终不能知觉也。特因他而作，或如伤寒，或如中暑，或腹背疼痛，或肢节不仁，或语言错乱，或精神昏昧，或时喘乏，或暴盲聋，或饮食不入，或脏腑不通，或挛急不遂，或舒缓不收，或口眼牵搐，或手足颤掉。种种多状，莫有达者。故使愚俗束手受病，死无告陈。仁者见之，岂不伤哉！今述始末，略示后学，请深消息。

至于醉入房中，饱眠露下，当风取凉，对月贪欢，沐浴未干而熟睡，房室才罢而冲轩，久立于低湿，久仁于水涯，冒雨而行，渎寒而寝，劳伤汗出，食饮悲生，犯诸禁忌，因成疾矣。其于不正之气，中于上则害于头目，害于中则蛊于心腹，形于下则灾于腰脚，及于旁则妨于肢节。千状万证，皆属于气脚。但起于脚膝，乃谓脚气也。形候脉证，亦在详明。

其脉浮而弦者，起于风；濡而弱者，起于湿；洪而数者，起于热；迟而涩者，起于寒；滑而微者，起于虚；牢而坚者，起于实。在于上则由于上，在于下则由于下，在于中则生于中。结而因气，散而因忧，紧则因怒，细则因悲。

风者，汗之而愈；湿者，温之而愈；热者，解之而愈；寒者，熨之而愈。虚者补之，实者泻之，气者流之，忧者宽之，怒者悦之，悲者和之。能通此者，乃谓之良医。

又，脚气之病，传于心、肾则十死不治。入心则恍惚妄谬，呕吐，食不入，眠不安宁，口眼不定，左手寸口 ❶ 上脉乍大乍小、乍有乍无者是也。入肾则腰脚俱肿，小便不通，呻吟不绝，目额皆见黑色，气时上冲胸腹而喘，其左手尺中脉绝者是也。切宜详审矣。

## 论水肿脉证生死候第四十三

人中百病，难疗者莫过于水也。水者，肾之制也；肾者，人之本也。肾气壮则水还于海，肾气虚则水散于皮。又，三焦壅塞，荣卫闭格，血气不从，虚实交变，水随气流，故为水病，有肿于头目者，有肿于腰脚者，有肿于四肢者，有肿于双目者。有因嗽而发者，有因劳而生者，有因凝滞而起者，有因虚乏而成者，有因五脏而出者，有因六腑而来者。类目多种，而状各不同。所以难治者，由此百状，人难晓达，纵晓其端，则又苦人以娇 ❷ 恣不循理法，触冒禁忌，弗能备矣，故人中水疾死者多矣。

水有十名，具于篇末：一曰青水，二曰赤水，三曰黄水，四曰白水，五曰黑水，六曰玄水，七曰风水，八曰石水，九曰里水，十曰气水。

❶ 口："口"下原有"手"字，据周本删。
❷ 娇：同骄。骄横。

青水者，其根起于肝，其状先从面肿，而渐行一身也。

赤水者，其根起于心，其状先从胸肿起也。

黄水者，其根起于脾，其状先从腹肿也。

白水者，其根起于肺，其状先从脚肿而上气喘嗽也。

黑水者，其根起于肾，其状先从足趺肿。

玄水者，其根起于胆，其状先从头面起，肿而至足者是也。

风水者，其根起于胃，其状先从四肢起，腹满大而通身肿也。

石水者，其根在膀胱，其状起脐下而腹独大是也。

里水者，其根在小肠，其状先从小腹胀而不肿，渐渐而肿也。又注云：一作小腹胀而暴肿也。

气水者，其根在大肠，其状乍来乍去，乍盛乍衰者是也。此良由上下不通，关窍不利，气血痞格，阴阳不调而致之也。其脉洪大者可治，微细者不可治也。

又，消渴之疾久不愈，令人患水气。其水临时发散，归于五脏六腑，则生为病也。消渴者，因冒风冲热，饥饱失节，饮酒过量，嗜欲伤频，或饵金石，久而积成，使之然也。

# 论诸淋及小便不利第四十四

诸淋与小便不利者，皆由五脏不通，六腑不和，三焦痞涩，荣卫耗失，冒热饮酒，过❶醉入房，竭散精神，劳伤气血，或因女色兴而败精不出，或因迷宠不已而真髓多输，或惊惶不次，或思虑未宁，或饥饱过时，或奔驰才定，或隐忍大小便，或发泄久兴，或寒入膀胱，或暑中胞囊。伤兹不慎，致起斯疾。状候变异，名亦不同，则有冷、热、气、劳、膏、砂、虚、实之八耳。

冷淋者，小便数，色白如泔也。

热淋者，小便涩而色赤如血也。

气淋者，脐腹满闷，小便不通利而痛也。

劳淋者，小便淋沥不绝，如水之滴漏而不断绝也。

膏淋者，小便中出物如脂膏也。

砂淋者，脐腹中隐痛，小便难，其痛不可忍，须臾从小便中下如砂石之类，有大者如皂子，或赤或白，一作黄。色泽不定。

此由肾气弱而贪于女色，房而不泄，泄而不止，虚伤真气，邪热渐强，结聚而成砂。又如以火煮盐，火大水少，盐渐成石之类。谓肾者水也，咸归于肾，水消于下，

---

❶ 过：周本作"遇"。

虚热日甚❶，煎结而成。此非一时而作也。盖远久乃发，成即五岁，败即三年，壮人五载，祸必至矣，宜乎急攻。八淋之中，惟此最危。其脉盛大而实者可治，虚小而涩者不可治。

虚者谓肾与膀胱俱虚而精滑梦泄、小便不禁者也。

实则谓经络闭涩，水道不利，而茎痛腿酸者也。

又，诸淋之病，与淋相从者活，反者死❷凶。治疗之际，亦在详酌耳。

## 论服饵得失第四十五

石之与金，有服饵得失者，盖以其宜与不宜也。或草或木，或金或石，或单方得力，或群队获功，或金石毒发而致毙，或草木势助而能全。

其验不一者何也？基❸本实者，得宣通之性，必延其寿；基本虚者，得补益之情，必长其年。虚而过泻，实乃更增，千死其千，万殁其万，则决然也。

又，有年少之辈，富贵之人，恃其药力，恣其酒欲，夸弄其术，暗使精神内损，药力扶持，忽然疾作，何能救疗？如是之者，岂知灾从内发，但恐药饵无微功，实可叹哉！

---

❶ 甚：周本作"盛"。
❷ 死：周本无。
❸ 基：医统本作"其"。为是。

其于久服方药，在审其宜。人药相合，效岂妄邪？假如脏不足则补其脏，腑有余则泻其腑；外实则理外，内虚则养内；上塞则引上，下塞则通下，中涩一作结。则解中；左病则治左，右病则治右。上、下、左、右、内、外、虚、实，各称其法，安有横夭者也？故药无不效，病无不愈者，切务于谨察矣。

# 辨三痞论并方第四十六

金石草木，单服皆可以不死者，有验无验，在乎有志无志也。虽能久服，而有其药热壅塞不散，或上或下，或痞或涩，各有其候，请速详明。用其此法，免败其志，皆于寿矣。谨候论并方，具在后篇。

### 辨上痞候并方

上痞者，头眩目昏，面赤心悸，肢节痛，前后不仁，多痰，短气，惧火，喜寒，又状若中风之类者是也。宜用后方：

桑白皮阔一寸，长一尺　槟榔一枚　木通一尺，去皮。一本作一两　大黄三分，湿纸煨　黄芩一分　泽泻二两

上剉为粗末，水五升，熬取三升，取清汁，分二一本作三。服。食后，临卧服。

### 辨中痞候并方

中痞者，肠满，四肢倦，行立艰难，食已呕吐，冒

昧，减食或渴者是也。宜用后方：

大黄一两，湿纸十重包裹，煨，令香熟，切作片子　槟榔一枚　木香一分

上为末，生蜜为圆，如桐子大。每服三十圆，生姜汤下。食后、日午，日进二服。未减，加之。效，即勿再服。附方：

桂五钱，不见火　槟榔一个　黑牵牛四两。生为末二两

上为末，蜜酒调二钱，以利为度。

### 辨下痞候并方

下痞者，小便不利，脐下满硬，语言謇滞，腰背疼痛，脚重不能行立者是也。宜用后方：

瞿麦头子一两　官桂一分　甘遂三分　车前子一两，炒

上件为末，以獖猪肾一个，去筋膜，薄批开，入药末二钱，匀糁，湿纸裹，慢火煨熟，空心细嚼，温酒送下，以大利为度。小便未利，脐腹未软，更服附方：

葱白一寸，去心，入硇砂末一钱，安葱心中，两头以线子系之。湿纸包煨熟，用冷醇酒送下。空心服，以效为度。

## 论诸病治疗交错致于死候第四十七

夫病者，有宜汤者，有宜圆者，有宜散者，有宜下者，有宜吐者，有宜汗者，有宜灸者，有宜针者，有宜补

者，有宜按摩者，有宜导引者，有宜蒸熨者，有宜澡洗者，有宜悦愉者，有宜和缓者，有宜水者，有宜火者。种种之法，岂能一也？若非良善精博，难为取愈。其庸下识浅，乱投汤圆，下、汗、补、吐，动使交错，轻者令重，重者令死，举世皆然。

且汤，可以荡涤脏腑，开通经络，调品阴阳，祛分邪恶，润泽枯朽，悦养皮肤，益充气力，扶助困竭，莫离于汤也。

圆，可以逐风冷，破坚癥，消积聚，进饮食，舒荣卫，开关窍，缓缓然参合，无出于圆也。

散者，能祛风寒暑湿之气，摅寒湿秽毒之邪，发扬四肢之壅滞，除剪五脏之结伏，开肠和胃，行脉通经，莫过于散也。

下则疏豁闭塞，补则益助虚乏，灸则起阴通阳，针则行荣引卫，导引则可以逐客邪于关节，按摩则可以驱浮淫于肌肉。蒸熨辟冷，暖洗生阳，悦愉爽神，和缓安气。

若实而不下，则使人心腹胀满，烦乱，鼓肿。

若虚而不补，则使人气血消散，精神耗亡，肌肉脱失，志意昏迷。

可汗而不汗，则使人毛孔关塞，闷绝而终。

合吐而不吐，则使人结胸上喘，水食不入而死。

当灸而不灸，则使人冷气重凝，阴毒内聚，厥气上冲，分逐❶不散，以致消减。

当针而不针，则使人荣卫不行，经络不利，邪渐胜真，冒昧而昏。

宜导引而不导引，则使人邪侵关节，固结难通。

宜按摩而不按摩，则使人淫随肌肉，久留不消。

宜蒸熨而不蒸熨，则使人冷气潜伏，渐成痹厥。

宜澡洗而不澡洗，则使人阳气上行，阴邪相害。

不当下而下，则使人开肠荡胃，洞泄不禁。

不当汗而汗，则使人肌肉消绝，津液枯耗。

不当吐而吐，则使人心神烦乱，脏腑奔冲。

不当灸而灸，则使人重伤经络，内蓄炎毒，反害中和，致于不可救。

不当针而针，则使人气血散失，关机细缩。

不当导引而导引，则使人真气劳败，邪气妄行。

不当按摩而按摩，则使人肌肉膜胀，筋骨舒张。

不当蒸熨而蒸熨，则使人阳气遍行，阴气内聚。

不当淋溚❷，则使人湿侵皮肤，热生肌体。

不当悦愉而悦愉，则使人神失气消，精神不快。

不当和缓而和缓，则使人气停意此下赵写本俱缺。折，健忘伤志。

---

❶ 逐：原作"遂"，据周本改。
❷ 淋溚：周本批注："按淋溚据上文当作澡洗。"为是。

大凡治疗，要合其宜，脉状病候，少陈于后。

凡脉不紧数，则勿发其汗。脉不疾数，不可以下。

心胸不闭，尺脉微弱，不可以吐。

关节不急，荣卫不壅，不可以针。

阴气不盛，阳气不衰，勿灸。

内无客邪，勿导引。

外无淫气，勿按摩。

皮肤不痹，勿蒸熨。

肌内❶不寒，勿暖洗。

神不凝迷，勿悦愉。

气不急奔，勿和缓。

顺此者生，逆此者死耳。脉病之法，备说在前。

## 论诊杂病必死候第四十八

夫人生气健壮者，外色光华，内脉平调。五脏六腑之气消耗，则脉无所依，色无所泽，如是者百无一生。虽能饮食行立，而端然不悟，不知死之逼矣，实为痛也。其大法列之于后。

病瞪目引水，心下牢满，其脉濡而微者死。

病❷吐衄，泻血，其脉浮大牢数者死。

---

❶ 内：医统本作"肉"。
❷ 病：原作"论"据医统本改。

病妄言，身热，手足冷，其脉细微者死。

病大泄不止，其脉紧大而滑者死。

病头目痛，其脉涩短者死。

病腹中痛，其脉浮大而长者死。

病腹痛而喘，其脉滑而利，数而紧者死。

病四逆者，其脉浮大而短者死。

病耳无闻，其脉浮大而涩者死。

病脑痛，其脉缓而大者死。

左病❶右痛，上病下痛者死。

人不病而脉病者死。

病厥逆，呼之不应，脉绝者死。

病人脉宜大，反小者死。

肥人脉细欲绝者死。

瘦人脉躁者死。

人脉本滑利，而反涩者死。

人脉本长，而反短者死。

人尺脉上应寸口太迟者死。

温病，三四日未汗，脉太疾者死。

温病，脉细微而往来不快，胸中闭者死。

温病，发热甚，脉反小者死。

---

❶ 病：原作"痛"，据医统本改。下文同。

病甚，脉往来不调者死。

温病，腹中痛，下痢者死。

温病，汗不出，出不至足者死。

病疟，腰脊强急，瘛疭者死。

病心腹胀满，痛不止，脉坚大洪者死。

痢血不止，身热，脉数者死。

病腹满，四逆，脉长者死。

热病七八日，汗当出反不出，脉绝者死。

热病七八日，不汗，躁狂，口舌焦黑，脉反细弱者死。

热病，未汗出，而脉大盛者死。

热病，汗出而脉未尽❶，往来转大者死。

病咳嗽，脉数身瘦者死。

暴咳嗽，脉散者死。

病咳，形肥，脉急甚者死。

病嗽而呕，便滑不禁，脉弦欲绝者死。

病诸嗽喘，脉沉而浮❷者死。

病上气，脉数者死。

病肌热，形瘦，脱肛，热不去，脉甚紧急者死。

病肠澼，转筋，脉极数者死。

---

❶ 尽：医统本作"静"。义胜。

❷ 浮：疑"紧"之误。《脉经》卷四《诊百病死生诀》："咳嗽，脉沉紧者死，浮直者生。"可参。

病中风，痿疾 ❶ 不仁，脉紧急者死。

病上喘气急，四肢寒 ❷，脉涩者死。

病寒热，瘰疬，脉大者死。

病金疮血不止，脉大者死。

病坠损内伤，脉小弱者死。

病伤寒，身热甚，脉反小者死。

病厥逆，汗出，脉虚而缓者死。

病洞泄，不下食，脉急者死。

病肠澼，下白脓者死。

病肠澼，下脓血，脉悬绝者死。

病肠澼，下脓血，身有寒，脉绝者死。

病咳嗽，脉沉坚者死。

病肠中有积聚，脉虚弱者死。

病水气，脉微而小者死。

病水胀如鼓，脉虚小涩者死。

病泄注，脉浮大而滑者死。

病内外俱虚，卧不得安，身冷，脉细微，呕而不入食者死。

病冷气上攻，脉逆而涩者死。

卒死，脉坚而细微者死。

---

❶ 疾：周本、医统本作"瘵"。义胜。
❷ 四肢寒：原作"四匝"，据医统本改。

热病三五日，头痛，身热，食如故，脉直而疾者，八日死。

久病脉实者死；又虚缓、虚微、虚滑、弦急者死。

卒病，脉弦而数者死。

凡此凶脉，十死十，百死百，不可治也。

## 察声色形证决死法第四十九

凡人五脏六腑、荣卫关窍，宜平生气血顺度循环无终，是为不病之本。若有缺绝，则祸必来矣。要在临病之时，存神内想，息气内观，心不妄视，着意精察，方能通神明，探幽微，断死决生，千无一误。死之征兆，具之于后：

黑色起于耳目鼻上，渐入于口者死。

赤色见于耳目额者，五日死。

黑白色入口鼻目中者，五日死。

黑或如马肝色，望之如青，近则如黑者死。

张口如鱼，出气不反者死。

循摸衣缝者死。

妄语错乱及不能语者死；热病即不死。

尸臭不可近者死。

面目直视者死。

肩息者，一日死。

面青人中反者，三日死。

面无光，牙齿黑者死。

面青目黑者死。

面白目黑者，十日死。

面赤眼黄，即时死。

面黑目白者，八日死。

面青目黄者，五日死。

眉系倾者，七日死。

齿忽黑色者，三十日死。

发直者，十五日死。

遗尿不觉者，五六日死。

唇口乍干黑者死。

爪甲青黑色死。

头目久痛，卒视不明者死。

舌卷卵缩者死。

面黑直视者死。

面青目白者死。

面黄目白者死。

面目俱白者死。

面目青黑者死。

面青唇黑者死。

发如麻，喜怒不调者死。

发眉❶如冲起者死。

面色黑，胁满不能反侧者死。

面色苍黑，卒肿者死。

掌肿无纹，脐肿出，囊茎俱肿者死。

手足爪甲肉黑色者死。

汗出不流者死。

唇反人中满者死。

阴阳俱绝，目眶陷者死。

五脏内外绝，神气不守，其声嘶者死。

阳绝阴结，精神恍惚，撮空裂衣者死。

阴阳俱闭，失音者死。

荣卫耗散，面目浮肿者死。

心绝于肾，肩息，回眄，目直者，一日死。

肺绝则气去不反，口如鱼口者，三日死。

骨绝，腰脊痛，肾中重，不可反侧，足膝后平者，五日死。

肾绝，大便赤涩，下血，耳干，脚浮，舌肿者，六日死；又曰，足肿者，九日死。

脾绝，口冷，足肿胀，泄不觉者，十二日死。

筋绝，魂惊，虚恐，手足爪甲青，呼骂不休者，八九

---

❶ 眉：原作"肩"，据周本改。

日死。

肝绝，汗出如水，恐惧不安，伏卧，目直面青者，八日死；又曰，即时死。

胃绝，齿落，面黄者，七日死；又曰，十日死。

凡此，察听之，更须详酌者矣。

## 疗诸病药方六十八❶道

**万应圆**

甘遂三两　芫花三两　大戟三两　大黄三两　三棱三两　巴豆二两，和❷皮　干漆二两，炒　蓬术二两　当归五两　桑皮二两　硼砂三两　泽泻八两　山栀仁二两　槟榔一两　木通一两　雷丸一两　诃子一两　黑牵牛五两　五灵脂五两　皂角七定，去皮弦

上件二十味，剉碎，洗净。入米醋二斗，浸三日。入银器或石器内慢火熬，令醋尽。焙干焦，再炒为黄色，存性。入后药：

木香一两　丁香一两　肉桂一两，去皮　肉豆蔻一两　白术一两　黄芪一两　没药一两　附子一两，炮去皮

---

❶ 六十八：原作"六十"，据本卷实有方剂数改。
❷ 和：医统本作"去"。为是。

脐　茯苓一两　赤芍药一两　川芎二两　牡丹皮二两　白牵牛二两　干姜二两　陈皮二两　芸薹二两，炒　地黄三两　鳖甲三两，醋炙　青皮三两　南星二两，浆水煮软，切，焙

上二十味，通前共四十味，同杵，罗为末，醋煮，面糊为圆，如绿豆大。用度谨具如左。合时须在一净室中，先严洁斋心，涤虑焚香，精诚恳诸方圣者以助药力，尤效速也。

结胸伤寒，用油浆水下七圆，当逐下恶物。如人行二十里，未动再服。

多年积结、殢食、癥块，临卧水下三圆至五圆。每夜服之，病即止。

如记得因伤物作积，即随所伤物下七圆。小儿、妊妇、老人勿服。

水气，通身肿黄者，茯苓汤下五圆，日二服，水消为度。

如要消酒、进食，生姜汤下一圆。

食后腹中一切痛，醋汤下七圆。

膈气噎病，丁香汤下三圆。夜一服。

因伤成❶劳，鳖甲汤下七圆。日三服。渐安，减服。

---

❶ 成：原作"盛"，据赵本改。

小肠疝癖气，茴香汤下三圆。

大小便不通，蜜汤下五圆。未通，加至七圆。

九种心通，茱萸汤下五圆。立止。

尸注走痛，木瓜汤下三圆。

脚气，石楠汤下五圆。每日食前服。

卒死，气未绝，小便化七圆，灌之立活。

产后血不行，当归酒下三圆。

血晕、血迷、血蛊、血痫、血胀、血刺、血块、血积、血瘕、血痕，并用当归酒下二圆。逐日服。

难产、横倒，榆白皮汤下二圆。

胞衣不下，烧称锥通红，以酒淬之，带热下二圆。惟孕妇患不可服；产急难，方可服之。

脾泻血痢，干姜汤下一圆。

赤白痢，甘草干姜汤下一圆。

赤痢，甘草汤下一圆。

白痢，干姜汤下一圆。

胃冷吐逆，并反胃吐食，丁香汤下二圆。

卒心腹痛不可忍者，热醋盐汤下三丸。

如常，服一圆。临卧，茶清下。

五烂❶疾，牛乳下一圆。每日二服。

---

❶ 烂：赵本作"痼"。

如发疟时，童子小便、酒下十圆。化开灌之，吐利即愈，其效如神。

**疗万病六神丹。**

雄黄一两，研　矾石一两，烧　巴豆一两，去皮　附子一两，炮　藜芦三两　朱砂二两，一两别研，一两为衣

上为末，炼蜜为圆，如小豆大，一等作黍米大。男子百疾，以饮服二圆。小儿量度与小者服。得利即差。

**安息香圆**　治传尸、肺痿、骨蒸、鬼疰、卒心腹疼、霍乱吐泻、时气、瘴疟、五利、血闭、痃癖、疗肿、惊邪诸疾。

安息香　木香　麝香　犀角　沉香　丁香　檀香　香附子　诃子　朱砂　白术　荜茇以上各一两　乳香　龙脑　苏合香以上各半两

上为末，炼蜜成剂，杵一千下，圆如桐子大，新汲水化下四圆。老幼皆一圆。以绛囊子盛一圆，弹子大，悬衣，辟邪毒魍魉甚妙。合时忌鸡、犬、妇人见之。

**明月丹**　治传尸劳。

雄黄半两　兔粪二两　轻粉一两　木香半两　天灵盖一两，炙　鳖甲一个，大者，去裙襕❶，醋炙焦黄

上为末。醇酒一大升，大黄一两熬膏，入前药末，为

---

❶ 襕：原作"烂（爛）"，据赵本改。形近致误。

圆如弹子大，朱砂为衣。如是传尸劳，肌瘦面黄、呕吐血、咳嗽不定者是也。先烧安息香，令烟起，吸之不嗽者，非传尸也，不可用此药。若吸烟入口，咳嗽不能禁止者，乃传尸也，宜用此药。五更初，勿令人知，以童子小便与醇酒共一盏，化一圆服之。如人行二十里，上吐出虫，其状若灯心而细，长及寸，或如烂李，又如虾蟆，状各不同。如未效，次日再服，以应为度。仍须初得，血气未尽、精神未乱者可用之。

**地黄煎**　解劳，生肌肉，进食，活血养气。

生地黄汁五升　生杏仁汁一升　薄荷汁一升　生藕汁一升　鹅梨汁一升　法酒二升　白蜜四两　生姜汁一升

以上同于银、石器中，慢火熬成膏，却入后药：

柴胡四两去芦，焙　木香四两　人参二两　白茯苓二两　山药二两　柏子仁二两　远志二两，去心　白术二两　桔梗二两　枳实二两，麸炒　秦艽三两，去芦　麝香二钱，另研　熟地黄四两

上末，入前药膏中和，再入臼中，杵二三千下，圆如桐子大。每服食药，用甘草汤下二十圆。食后，日三服。安，即住服。

**起蒸中央汤**

黄连五两

上吹咀，以醇酒二斗，同熬成膏。每夜以好酒化下弹

子大一圆，汗出为度。仍服补药麝脐圆。

## 补药麝脐❶圆

麝脐一枚，烧灰　地黄洗　地骨皮　山药　柴胡各一两　白术二两　活鳖一个，重二斤者佳

上将鳖入醇酒一方，煮令烂熟，研细；入汁，再熬膏；入末，圆如桐子大。酒服二十圆，日二夜一。蒸，谓骨蒸也。气血相持，久而瘦弱，遂成劳伤、肉消、毛落、妄血、喘咳者是也。宜以前法治之。

## 太上延年万胜追魂散

人参去芦　柴胡去苗　杏仁去皮尖　天灵盖炙。各一两　蜀椒一分　桃柳心一小握

上为末。童子小便一升，末一两，垍瓶中煎令熟。空心、日午各进一服，经五日效。

**醉仙丹**　主偏枯不遂，皮肤不仁。

麻黄一升，去节，水煮，去沫，焙干，作末　南星七个，大者　大附子三个，黑者　地龙七条，去土

上除麻黄外，先末之。次将麻黄末，用醇酒一方❷熬成膏，入末，圆如弹子大。每服❸食后、临睡，酒化一圆，汗出为度。偏枯不遂，皮肤不仁者，皆由五脏气虚，

❶ 脐：原脱，据方名补。
❷ 方：医统本作"升"。
❸ 服：医统本作"日"。

风寒暑湿之邪蓄积于中，久而不散，乃成疾焉。以前法主之。

**灵乌丹** 治一切冷疾、疼痛、麻痹、风气。

川乌一斤，河水浸七日，换水浸。去皮尖，切片，干之　牛膝二两，酒浸，焙　何首乌四两，制如川乌法

上为末，炼蜜圆如桐子大，朱砂为衣。空心，酒下七圆，渐加至十圆。病已即止。

**扁鹊玉壶丹** 驻颜补暖，祛万痛。

硫黄一斤。以桑灰淋浓汁五斗，煮硫黄令伏，以火煅之，研如粉。掘一地坑子，深二寸许，投水在里，候水清，取调硫黄末，稀稠得所。磁器中煎干。用鏊一个，上傅以砂，砂上铺纸，鏊下以火煅热，即取硫黄滴其上，自然色如玉矣

上以新炊饮为圆，如麻子大。空心、食前，酒下十圆。

**葛玄真人百补构❶精圆**

熟地黄四两　山药二两　五味子六两　苁蓉三两，酒浸一宿　牛膝二两，酒浸　山茱萸一两　泽泻一两　茯苓一两，去皮　远志一两，去心　巴戟天一两，去心　赤石脂一两　石膏一两　柏子仁一两，炒　杜仲三两，去皮，

---

❶ 构：原作"高宗庙讳"四字小字注，今恢复本字。

剉碎，慢火炒，令丝断

上为末，炼蜜圆如桐子大。空心，温酒下二十圆。男子、妇人皆可服。

**涩精金锁丹**

韭子一升，酒浸三宿，滤出焙干，杵为末

上用酒糊为圆，如桐子大，朱砂为衣。空心，酒下二十圆。

**疗百疾延寿酒**

黄精四斤　天门冬三斤　松叶六斤　苍术四斤　枸杞子五升

上以水三硕，煮一日，取汁，如酿法成，空心任意饮之。

**交藤圆**　驻颜长算，祛百疾。

交藤根一斤，紫色者。河水浸七日，竹刀刮去皮，晒干　茯苓五两　牛膝二两

上为末，炼蜜，搜成剂，杵一万下，圆如桐子大，纸袋盛之。酒下三十圆，空心服。久服延寿，忌猪、羊肉❶。

**天仙圆**　补男子、妇人虚乏。

天仙子　五灵脂各五两

---

❶ 肉：医统本作“血”。

上炒，令焦黑色，杵末，以酒糊为圆，如绿豆大。食前，酒服十五圆。

**左慈真人**<sub></sub>陆本无此上四字，作善养。**千金地黄煎**

生地黄一秤，取汁，于石器中熬成膏，入熟地黄末，看硬软剂，杵千下

上圆如桐子大，每服二十圆，空心服，久服断欲，神仙不死。

**取积聚方**

轻粉　粉霜　朱砂各半两　巴豆霜二钱半

上同研匀，炼蜜作剂，旋圆如麻子大。生姜汤下三圆。量虚实加减。

**治癥瘕方**

大黄湿纸裹，煨　三棱湿纸裹，煨热，剉　硼砂研　干漆炒令烟尽　巴豆去皮出油

以上各一两，为末，醋一方❶，熬成膏，入后药：

木香　丁香　枳实麸炒，去穣　桂心各一两

上为末，入前项膏子和成剂，杵千下，为圆如绿豆大。饮服三五圆。食后服。

**通气阿魏圆**　治诸气不通，胸背痛，结塞闷乱者，悉主之。

❶ 方：医统本作"升"。

阿魏二两　沉香一两　桂心半两　牵牛末二两

上先用醇酒一升，熬阿魏成膏，入药末为圆樱桃大，朱砂为衣。酒化一圆。

**治尸厥卒痛方**　尸厥者，谓忽如醉状，肢厥而不省人事也。卒痛者，谓心腹之间，或左右胁下，痛不可忍，俗称鬼箭者是。

雄黄二两，研　朱砂二两，研

上二味再同研匀，用大蒜一头，湿纸裹，煨，去纸，杵为圆，樱桃大。每服一圆，热酒化下。

**鬼哭丹**　主腹中诸痛，气血凝滞，饮食未消，阴阳痞隔，寒热相乘，搏而为痛。宜以此方主之。

川乌十四个，生　朱砂一两　乳香一分

上为末，以醋一盏，五灵脂末一两，煮糊和圆，如桐子大，朱砂为衣。酒下七圆，男子温酒下，女人醋汤下。

**治心痛不可忍者**

木香　蓬术各一两　干膝一分，炒

上为末，每服一钱，热醋汤调下，入口立止。

**取长虫兼治心痛方**

大枣二十一个，去核　绿矾一两，作二十一块，子填枣中，面裹烧红，去面　雷丸七个　轻粉一钱　木香一钱　丁香一钱　水银半两。入铅半两，溶成砂子

上为末。取牛肉二两，车脂一两，与肉同剉，令烂。

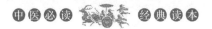

米醋一升，煮肉令成膏。入药同熬，硬软得所，入臼中杵三二千下。圆如酸枣大。圆时先以绯线一条，圆在药中，留二尺许作系。如有长虫者，五更初，油浆水吞下一圆，存线头勿令吞尽。候少顷，心中痛，线动，即急拽线，令药出则和虫出。若心气痛不可忍者，热醋汤化下一圆，立止。

**治虫毒方**

水银　蜜陀僧　黄丹　轻粉　大黄　丁香　诃子　雄雀粪各一两

上为末。每服二钱，用面半两，共水和成油饼食之。又法：作棋子，入浆水煮热[1]食之。

**破棺丹**　治阴厥，面目俱青，心下硬，四肢冷，脉细欲绝者。

硫黄一两。无灰酒煮三日三夜，如耗，旋添暖酒。日足取出，研为末　丹砂一两，研匀细

上以酒煮糊为圆，如鸡头大。有此病者，先于净室中，勿令人知，度病人长短，掘一地坑子，深一尺以来，用苕帚火烧，令坑子极热，以醋五升沃，令气出，内铺衣被盖坑，以酒化下一圆，与病人服之。后令病人卧坑内，盖覆，少时汗出，即扶病者，令出无风处，盖覆。令

---

❶ 热：赵本作"熟"。

病人四肢温，心下软，即渐去衣被，令通风，然后看虚实调补。

**再生圆** 起厥死犹暖者。

巴豆一两，去皮，研　朱砂一两，细研　麝香半两，研　川乌尖十四个，为末　大黄一两，炒，取末

上件再同研匀，炼蜜和圆，如桐子大。每服三圆，水化下，折齿灌之，立活。亦疗关膈结胸，极效。

**救生圆** 治卒死。

大黄四两　轻粉半两　朱砂一两　雄黄一分　巴豆七个，去皮，细研，取霜

上为末。以鲲胆汁和圆，如鸡头大。童子小便化开一圆，斡开口灌之。内大葱一寸许入鼻中，如人行五、七里，当吐出涎，即活。

**治脾厥吐泻霍乱**

黑附子炮，去皮脐，八破　干姜炮　甘草炙　肉豆各一两。<small>印本无此一味，有豉等分。</small>

上右为末。水半升，末四钱，<small>印本作二钱。</small>枣七个，姜一分，<small>印本作一钱。</small>同煎去半，温服，连进三服。

**三生散** 起卒死，兼治阴盛四逆，吐泻不止。

草乌七个　厚朴一尺　甘草三寸，并生用

上为末。水一中盏，末一钱，枣七个，煎七分服。重者灌之。

**起卒死**

薤葱根二两　瓜蒂二分　丁香十四粒

上为末，吹一字入鼻中，男左女右，须臾自活。身冷强厥者，勿活。

**浴肠汤**　治阳厥发狂，将成疸。

大黄四两，湿纸裹，煨　大青叶　栀子仁　甘草各一两，炙

上为末，水五升，末四两，煎减二升，内朴硝五合，再熬去一升，取汁二升，分四服。量虚实与之，大泻为度。如喜水，即以水浇之；畏水者，勿与吃，大忌。

**破黄七神丹**

朴硝二斤　朱砂五两　大黄七两　甘遂二两　山栀二两　轻粉一两　豉半斤，以绢袋盛之

上七味，以水二斗，熬令水尽，除去甘遂、豉、栀子、大黄，只取朴硝、朱砂、轻粉为末。以水浸豉汁，研匀后，入末三味，同和。煮糯米糊为圆，如弹子大。新水化一圆。吐泻为度。

**三黄圆**　治三消、吐血、诸黄症。

黄连三两　黄芩二两　大黄一两

上为末，炼蜜为圆，如桐子大。食后，温水下十五圆，量虚实加减服。

**通中延命玄冥煮朱砂法** 治**❶**尿血，开拥塞，解毒，治一切热病、风气、脚毒、蛊毒。

朱砂五两　朴硝半秤，水煮七遍。每遍用水三升，水尽为度，取霜，再入水二升　苏木二两　大黄五两　郁金三两　山栀二两　人参二两　桑皮二两　甘草五两

上件同熬，水尽为度。只用朱砂，去余药，杵末，炼蜜圆桐子大。每服二十圆，饮下。可疏诸毒，尤妙。

**治暴热毒心肺烦而呕血方**

大黄二两，为末，以地黄汁拌匀，湿即焙干。

上为末。每服二钱，地黄汁调下，以利为度。甘草汤亦得。

**治吐血方**

蛤粉四两　朱砂一两

上为末，新汲水调下五钱。未已，再服，止，即已。

**治中暍死心下犹暖起死方**

上令病者仰面卧，取温水，不住手浇淋脐中。次以童子小便，合生地黄汁灌之，自活。禁与冷水，只与温熟水饮之。

**玉霜膏** 治一切热毒喉闭。

朴硝一斤　牙硝半斤　硼砂四两　矾石三两

---

**❶** 治：原作"活"，据赵本改。

上为末，火镕成汁。筑一地坑子，令实，倾入，盆覆一夕，取，杵为末。入龙脑二两，研匀。新汲水半盏，合生蜜调一钱。小儿量与服。

**百生方** 救百物入咽喉，鲠欲死者。

茯苓去皮　贯众　甘草

上件，各等分为末。每服一钱，米饮调一分，立效。

### 治喉闭闷气欲死者

上取干漆，烧❶令烟出，竹筒子吸烟吞之。立效。

### 治漏胎胎损方

川芎　艾叶各一两。炒　阿胶炒　白茯苓□□

上末之，糯米饮调下二钱匕，日七服。仍食糯米粥养之。

### 治妇人血崩方

枳壳一钱，面炒　地黄二钱，烧醋淬十四次

上为末，醋汤调下一钱匕，连三服，效。

### 治妇人血闭方

干漆二两，烧　生地黄汁五升

上熬成膏，酒化枣大许，空心服。

### 三不鸣散　治小便不通及五淋。

取水边、灯下、道边蝼蛄各一个。三处取三个，令相

---

❶ 烧：医统本作"炒"。

咬，取活者一个，如后法，麝香酒，食空下。

上内于瓶中，封之，令相噬。取活者焙干，余皆为末。每服一钱匕，温酒调服，立通。余皆二字恐误。

**甘草汤**　解方药毒。

甘草一十二两

上件剉碎，水二斗，煎至一斗，取清，温冷得所服，仍尽量服。

**治溺死方**

取石灰三石，露首培之，令厚一尺五寸。候气出后，以苦葫芦穰作末。如无，用瓜蒂。

上用热茶调一钱，吐为度。省事后，以糜粥自调之。

**治缢死方**

先令人抱起解绳，不得用刀断。扶于通风处，高首卧。取薤葱根末，吹入两鼻中，更令亲人吹气入口，候喷出涎，即以矾石末，取丁香煎汤，调一钱匕灌之。

**槐子散**　治久下血，亦治尿血。

槐角中黑子一升，合槐花二升，同炒焦。

上件为末，每服二钱，用水调下。空心、食前各一服。病已，止。

**治肠风下血**

荆芥穗　地黄各二两　甘草半两

上为末。每服一钱，温酒调下。食后，日三夜一。

### 治暴喘欲死方

大黄一两　牵牛二两，炒

上件为细末，每服二钱，蜜水调下，立愈。治上热痰喘极效。若虚人肺虚冷者，不可用。

**大圣通神乳香膏**　贴诸毒、疮肿、发背、痈疽。

乳香一两　没药一两　血竭一两　黄蜡一两　黄丹二两　木鳖二两，去壳　乌鱼骨二两　海桐皮二两　不灰木四两　历青四两　五灵脂二两　麝香二钱　腻粉五十个子。此必有误

上并为末，用好油四两，熬令热，下药末熬，不住手搅之，令黑色，滴水成珠，即止。

**水澄膏**　治病同前。

井泉石　白及各一两　龙骨　黄柏　郁金各半两　黄蜀葵花一分

上六味并为末，每服二钱，新汲水一盏调药，打令匀，伺清澄，去浮水，摊在纸花上贴之，肿毒、发背皆治。

**更苏膏**　治一切不测恶疮欲垂。垂字恐误。

南星一个　半夏七个　巴豆五个，去壳　麝香半钱

上为细末，取腊月猪脂就膏。令如不痛疮，先以针刺破，候忍痛处，使以儿乳汁同调，贴之。

**千金膏**　贴一切恶疮、瘫疖。

定粉　南粉　腻粉　黄丹各一分

上为末，入麝香一钱，研匀，油调得所，成膏，贴。

**定命圆**　治远年、日近一切恶候漏疮。此药为末，熔开蜡，就汤内为条，如布针大，内入云母膏贴之。

雄黄　乳香各一分　巴豆二十一粒，去皮不去油

上研如粉，入白面三钱，水和圆如小豆或小麦粒大，两头尖。量病浅深，内疮中，上用乳香膏贴之，效。服云母膏尤佳。

**麝香圆**　治一切气漏疮。

麝香一分　乳香一分　巴豆十四粒，去皮

上为末，入枣肉和成剂，圆作梃子。看疮远近任药，以乳香膏贴之，以效为度。

**香鼠散**　治漏疮。

香鼠皮四十九个，河中花背者是　龙骨半两　蝙蝠二个，用心肝　黄丹一分　麝香一钱　乳香一钱　没心草一两，烧灰

上入坩合中，泥固济。炭三斤，煅。火终，放冷，为末。用葱浆水洗净，以药贴之，立效。

**定痛生肌肉方**

胭脂一分　血竭一两　乳香一分　寒水石三两，烧

上为末，先以温浆水洗过，拭干，傅疮。甚妙。

### 又定痛生肌肉方

南星一个　乳香二钱　定粉半两　龙骨半两　不灰木一两，烧过

上为末。先以温浆水洗疮口，以软帛拭干，傅之。

### 治白疔增❶寒喘急昏冒方

葶苈　大黄各一两　桑白皮　茯苓各二两　槟榔七个　郁李仁　汉防己各三分

上件为末。每服三钱，蜜水调下。以疏下恶物为度。

### 又取白疔方

铅霜一分　胆矾　粉霜各一钱　蜈蚣一条

上件为末。先刺令血出，内药米心大，以醋面饼封口，立愈。

### 治赤疔方

黄连　大黄各一两

上件为末，以生蜜和圆，如桐子大。每服三十圆，温水下，以利为度。

### 又取赤疔方

杏仁七个，生用

上件嚼烂，漱之，令津满口，吐出，绵滤汁。入轻粉少许调匀，以鸡羽扫之。

---

❶ 增：通"憎"。厌恶。《论衡》："不惧季氏增邑不隐讳之害，独畏答懿子极言之罪，何哉？"

### 治黄疔方

巴豆七个，去心膜　青州枣七个，去核，安巴豆在枣内，以面裹，煨通赤

上件为末，以硼砂、醋作面糊为圆，如绿豆大。每服五圆至十圆，米饮下，以利为度。

### 又取黄疔方　陆本元空一行。

黄柏一两　郁金半两

上件为细末，以鸡子清调，鸡羽扫上。

### 治黑疔方

菟丝子　菖蒲

上二味，等分为末，酒浸，取汁扫丁上。更服肾气圆补之。

### 治青疔方

谷精草　蝉壳各一两　苍术五两

上为末。每服一钱，水调服，食前。仍以针刺疔出，用桑柴灰汁洗之，立效。

以上八方，陆本在中卷四十论后，印本无此方，今附下卷之末。

# 附录一 楼钥跋

余少读《华佗传》，骇其医之神奇，而惜其书之火于狱，使之尚存，若刳腹断臂之妙，又非纸上语所能道也。古汴陆从老，近世之良医也，尝与之论脉曰：无如华佗之论最切。曰性急者脉亦急，性缓者脉亦缓，长人脉长，短人脉短，究其说未暇也。一日得闽中仓司所刊《中藏经》读之，其说俱在，盖二卿姜公诜为使者时所刊。凡三十余年，而余始得之。序引之说，颇涉神怪，难于尽信。然其议论卓然，精深高远，视脉察色，以决死生，虽不敢以为真是元化之书，若行于世，使医者得以习读之，所济多矣。惜乎差舛难据，遂携至姚江，以叩从老。从老笑曰：此吾家所秘，不谓版行已久。因出其书见假，取而校之，乃知闽中之本未善。至一版或改定数十百字，前有目录，后有后序，药方增三之二。闽本间亦有佳处，可证陆本之失，其不同而不可轻改者，两存焉。始得为善本，老不能缮写，俾从子溉手录之。蕲春王使君成父闻之欣然，欲于治所大书锓木，以惠后学，且以成余之志。溉所录，面授而记其始于左，药方凡六十道，亦有今世所用者。其间难晓者有之，恐非凡识所及。佗传称处齐不过数种，又未知此为是否。好事者能以闽本校之，始知此本之为可传也。

# 附录二 周锡瓒跋

世传医书，莫古于《素问》，王冰谓即《汉·艺文志》《黄帝内经》，然已不合于十八卷之数，况后世之书耶！推求其是者信之而已。《华氏中藏经》，陈直斋《书录解题》云一卷，《宋史·艺文志》同。然《魏志·佗传》：佗出一卷书与狱吏，吏不敢受，索火焚之，则佗之书久绝矣，何以至宋世而忽出耶？《传》又称其弟子吴普、樊阿从佗学，普准佗治，多所全济。阿善针术，普年九十余，阿寿百余岁，则佗书虽不传，而弟子习其业者，亦可以著书传后。《隋·经籍志》载：吴普撰《华佗方》十卷，《华佗内事》五卷，观形察色，并《三部脉经》一卷，《枕中灸刺经》一卷。普集《华氏药方》。新旧《唐书》，皆载于《经籍艺文志》，而《宋·艺文志》亦有《华氏药方》一卷。

其书想北宋时尚有流播，或多残缺，故其时名医缀辑，而成此书，别立名目，以讬于华氏。且宋自建隆以来，甚重医学。乾德初，考校医官艺术，太平兴国间访求医书，其时王怀隐成《太平圣惠方》，李昉详定《唐本草》，仁宗时许希亦著《神应针经要诀》。宋重医学，几与唐之明法明算等，疑其书或出于此时。虽非元化之书，要其说其精者，必有所自也。书一刻宋之闽中，为仓司本，一为楼攻愧钥所校本，余得旧抄本，前后多阙，无序文目录，并楼公跋，且避高孝两朝讳，疑即攻愧所校本，因取新安吴氏刻本补其阙，而用一按字注于下，以别于原注，并从攻愧集中录跋附后，始得为完书。后附药方，吴本倍于此本。其相同者，仅二十方，余皆后人以意增入，非原书也。今悉以旧书，虽未得宋刊校补，然亦与吴本迥别矣。书之可传，攻愧跋之亦详，兹述其书由来，而使世之学者，勿以《魏志》有火于狱之说而疑之也。书凡一卷，后附方六十道，因为上下二卷云。

乾隆五十七年秋九月

茂苑周锡瓒识于枫桥之香岩书屋

# 附录三 方剂索引